T0135856

MÉDECINE
&
SCIENCES HUMAINES

Collection dirigée

par

Jean-Marc Mouillie

LE SOIN,
UNE VALEUR DE LA RÉPUBLIQUE

EMMANUEL HIRSCH

LE SOIN,
UNE VALEUR
DE LA RÉPUBLIQUE

Ce que soigner signifie

LES BELLES LETTRES
2016

www.lesbelleslettres.com

Retrouvez les Belles Lettres
sur Facebook et Twiter

*Tous droits de traduction, de reproduction et d'adaptation
réservés pour tous pays.*

*© 2016, Société d'édition Les Belles Lettres
95, boulevard Raspail, 75006 Paris.*

ISBN : 978-2-251-43038-6

« *La violence de la secousse a fait tomber tout ce à quoi nous étions attachés, tout ce qui nous occupait. Elle a fait le vide. Mais dans ce vide, on voit bientôt apparaître une question qu'on ne s'était jamais posée, ou jamais avec cette nécessité et cette urgence : la question de ce qui fait la vie digne d'être vécue.*

Hannah Arendt a repris la réponse de Socrate : "une vie sans examen ne mérite pas d'être vécue". J'ai souvent réfléchi à cette réponse et j'ai toujours pensé qu'elle me convenait. La maladie ne m'a pas fait changer d'avis, même si tout est différent pour moi. Je croyais que la pensée, l'effort pour se comprendre soi-même ou ce qu'on vit était l'essentiel, ce qui fait que la vie mérite d'être vécue. Mais quand j'ai appris que j'étais atteinte de la SLA, je n'ai eu ni le désir ni la force d'essayer de comprendre ce qui m'arrivait. J'étais "sonnée" comme on dit des boxeurs qu'un coup trop dur a mis à terre. Et puis, j'ai entendu des mots qui m'ont touchée. Ils disaient cette chose toute simple, cent fois entendue : il faut vivre au présent. Mais ils m'étaient dits par le médecin que je voyais pour la première fois à la Salpêtrière et là, dans la clarté du diagnostic et la confiance d'une relation empreinte de bienveillance et d'humanité, je les ai vraiment entendus.

Je sais bien que les difficultés ne peuvent que s'aggraver, que l'évolution est inexorable, mais je sais aussi que la maladie, c'est encore la vie, et que la vie est par définition capacité de produire du nouveau, de l'imprévisible. À tout moment et dans toutes les circonstances. »

Mireille Depadt[1]

---

1. La philosophe Mireille Depadt est morte le 9 décembre 2014. Ce livre lui est dédié.

INTRODUCTION

L'ESSENCE DÉMOCRATIQUE DU SOIN

Au cœur du pacte républicain

Les impressionnantes manifestations des 10 et 11 janvier 2015, à la suite des attentats meurtriers commis dans la rédaction de *Charlie Hebdo* le 7 janvier puis dans le supermarché casher porte de Vincennes le 9 janvier, ont fait l'objet d'interprétations, notamment politiques, qui y trouvaient l'expression d'un sursaut républicain[1]. L'« esprit du 11 janvier », souvent invoqué depuis, devait raviver les valeurs de notre démocratie et nous appeler à une réflexion collective portant sur l'effectivité des principes de liberté, d'égalité et de fraternité. Nous étions ainsi conviés à un exercice de morale politique.

Moins d'un an plus tard, le 13 novembre 2015 à Paris, les terroristes ont transformé différents lieux du vivre-ensemble en scènes de carnage, de désastre et de

1. J'ai conclu la rédaction de cet essai quelques semaines après le carnage qui a ensanglanté Paris ; à quelques pas des restaurants *Le Petit Cambodge* et *Le Carillon* qui jouxtent l'hôpital Saint-Louis où est installé l'Espace de réflexion éthique de la région d'Île-de-France.

souffrance. J'ajoutai alors à l'expression de l'hommage collectif rendu aux victimes cet éditorial mis en ligne sur notre site[2] :

> « *L'Espace de réflexion éthique de la région d'Île-de-France est situé à proximité d'un des lieux parisiens qui ont été frappés par les terroristes vendredi 13 novembre 2015. Les personnes assassinées à quelques pas de chez nous sont nos proches, comme le sont les autres victimes qui luttent dans nos hôpitaux pour survivre à leurs blessures. Nous portons aujourd'hui un deuil d'autant plus doulou-reux et insupportable qu'il est marqué par cette violence fanatique qui s'emploie à anéantir l'essentiel, nos valeurs d'humanité.*
>
> *Avec une profonde émotion, l'équipe de l'Espace de réflexion éthique de la région d'Île-de-France, avec tant d'autres professionnels et associatifs du sanitaire et du médico-social qui partagent ses engagements, souhaite témoigner sa sollicitude et son soutien moral aux personnes si cruellement affectées.*
>
> *S'il ne nous appartient pas d'intervenir là où d'autres légitimités politiques ont pour mission de mobiliser et de rassembler afin d'être unis dans un même combat, nous sommes néanmoins investis, comme tout citoyen, du devoir de penser et de renforcer ensemble les valeurs de notre démocratie, de les défendre face à l'ignominie.*
>
> *Un Espace éthique voué aux valeurs du soin et de l'ac-compagnement n'est justifié dans ses fonctions que pour autant qu'il se fixe comme exigence de ne pas se désister lorsqu'il est, lui aussi, convoqué à assumer sa part de res-ponsabilité dans ce contexte où ce que nous sommes est condamné par les idéologues du chaos* [...][3]. »

---

2. Voir www.espace-ethique.org, ainsi que sur le *Huffington Post*, le 16 novembre 2015.

3. Texte intégral, « Annexe, 1 ».

Après la phase de sidération, reprennent avec une autre gravité et une bouleversante intensité les débats, souvent d'une très grande pertinence. On y évoque, au-delà des stratégies de guerre, l'urgence de penser ensemble ce que nous sommes comme démocrates, où se situent nos responsabilités en acte et la manière de défendre nos valeurs sur le terrain de nos engagements.

Directeur de l'Espace de réflexion éthique de la région d'Île-de-France[4] et engagé dans un militantisme associatif qui, du sida aux maladies de la dépendance, m'a sensibilisé à la signification politique d'une implication concrète auprès de personne vivant la vulnérabilité, je me suis associé à ce temps si singulier de célébration des valeurs que nous avions à cœur de défendre comme l'authentique expression d'un besoin d'humanité et de solidarité. Dès lors, l'espace du soin qu'inspire le « devoir d'humanité[5] » me paraissait justifier une initiative dans le cadre de la concertation nationale souhaitée par les responsables de l'État afin de renforcer la cohésion de la Nation et de repenser les principes du vivre-ensemble. N'était-il pas profondément légitime de susciter une mobilisation dans ces lieux d'humanité, qui puisse contribuer à ce moment politique de refondation ?

Le 6 février 2015, à la suite des attentats de janvier j'avais déjà envisagé une initiative. Après avoir consulté des proches impliqués depuis des années dans nos missions au service des valeurs du soin, j'adressais un message à des professionnels et des membres

---

4. Voir www.espace-ethique.org.

5. Emmanuel Hirsch, *Médecine et éthique – Le devoir d'humanité*, Paris, Éditions du Cerf, 1990.

d'associations intervenant dans les champs de la santé
et du médico-social[6] :

« [...] *Les circonstances actuelles confrontent notre
pays et ses institutions au devoir d'interroger les valeurs
constitutives de la vie démocratique.*

*À travers la communauté humaine qui les constitue,
l'hôpital, les institutions des champs du sanitaire et du
médico-social, la médecine générale et d'autres initiatives
soignantes de proximité, notamment dans le cadre associatif, incarnent les valeurs de sollicitude, de solidarité, de
justice et d'inclusion dans leur engagement au service de
la personne et de la cité. Ils apparaissent souvent comme
l'ultime espace d'expression de l'hospitalité publique, du
souci témoigné à l'autre. Ce dont ils témoignent au quotidien
relève de l'attention portée au bien commun, au lien social,
à ce qui permet de "faire société". Le sens profondément
humain de leurs missions leur confère donc une fonction
particulière et les dote d'une légitimité à intervenir aujourd'hui
pour renforcer notre démocratie là où elle découvre ses
vulnérabilités.*

*Il semble donc justifié d'envisager une initiative favorisant
une mobilisation des professionnels (et au-delà) qui leur
permette de contribuer à cet éveil de la société aux enjeux
et défis qui s'imposent en y faisant valoir leur expérience et
les responsabilités dont ils sont comptables. Nous avons
donc estimé important d'être à l'initiative d'une démarche
"Valeurs de la République, du soin et de l'accompagnement"
et c'est à ce propos que j'adresse ce message à quelques
personnes associées à nos engagements.*

*Avant d'organiser dans les semaines qui viennent une
rencontre permettant d'approfondir les échanges, de mettre*

---

6. À travers les mois de consultation, cette approche initiale sera
enrichie pour parvenir à la proposition présentée dans la conclusion
de cet ouvrage.

en place un groupe de pilotage et de proposer un programme d'action, dans notre approche exploratoire vos conseils nous seraient précieux. Vous voudrez bien trouver ci-joint un document (court) à renseigner. Il y est notamment fait référence à un questionnaire que nous souhaiterions mettre en ligne rapidement sur notre site sur une page dédiée à l'initiative [...][7]. »

Les réactions sont immédiates et unanimes, chacun exprimant son souhait de contribuer à ce temps de réflexion. Mes interlocuteurs accompagnent souvent leurs réponses de témoignages et de commentaires. Ces circonstances si particulières, avec un sentiment de gravité, d'urgence et de fragilité avivé par la menace terroriste et les réactions qu'elle provoque au sein de la communauté nationale, incitent en effet à mettre en commun ce que par pudeur ou tout simplement pour ne rien révéler de trop personnel on ne s'était jamais dit avec autant de vérité jusqu'alors. Il n'est pas surprenant que des soignants évoquent ce qui a motivé leur engagement professionnel, leurs conceptions du service de l'autre, du bien public, leur souci de bienveillance et de justice. En fait, leurs positions de démocrates. Ces messages révèlent néanmoins un profond désarroi, un désenchantement, pour ne pas dire le désespoir de constater, sans y rien pouvoir, la dégradation de leurs conditions d'exercice professionnel dans un contexte soumis à des injonctions et à des renoncements qui dénaturent les pratiques, les détournent de leur objet et épuisent les plus résolus. L'indifférence, l'inertie ou alors le discours culpabilisateur portant sur les coûts et l'inadaptation des compétences et des dispositifs à de

---

7. Une synthèse de l'analyse tirée de l'exploitation du questionnaire est présentée en « Annexe 3 ».

nouveaux enjeux de la santé publique, tout comme la survalorisation de l'innovation et des prouesses biomédicales, des objectifs d'efficience du système de santé, affectent à la fois l'identité professionnelle, ce qui motive profondément à soigner l'autre, et les valeurs de démocratie que le soin incarne et défend. Cette opportunité d'une concertation ne trouvait dès lors que plus de sens et d'intérêt afin de contribuer aux réévaluations et aux ajustements nécessaires, en rappelant ce que soigner signifie en démocratie, ce que la dimension de *care* confère au lien social.

Je fis donc parvenir une note à différentes instances et institutions compétentes afin de les informer du projet qui faisait déjà l'objet d'une proposition documentée et structurée, sollicitant de leur part une implication pour donner une légitimité véritable à notre initiative. À travers une élaboration partagée, il convenait d'engager un effort d'approfondissement mais également de créer les conditions d'une dynamique avec l'objectif de repenser ensemble le soin, sa fonction et ses valeurs de référence dans notre démocratie. Il s'avérait tout aussi nécessaire de contribuer à l'exigence de discernement qu'imposent les mutations provoquées par les évolutions complexes des connaissances scientifiques, les innovations précipitées dans les pratiques biomédicales, l'incidence des maladies chroniques, la longévité et les situations de dépendance, les expressions nouvelles des revendications et des attentes de la personne malade et de ses proches, et enfin les modalités de gouvernance ou de management de la santé dans un cadre marqué pour beaucoup par des finalités caractérisées en termes de performance, de compétitivité, d'efficience et même de rentabilité.

En dépit de quelques réactions convenues, polies ou apparemment intéressées, aucune suite n'a été apportée à notre proposition. Nous gardons cependant à cœur d'implanter la réflexion éthique dans un contexte privilégiant les délibérations argumentées. Paradoxalement, alors que les conditions de vie dans les pays économiquement développés, les politiques d'information et de responsabilisation des personnes, de prévention ainsi que l'efficacité des traitements ont permis de surmonter certaines circonstances affligeantes de maladies jusqu'alors incurables, l'accessibilité au système de santé est aujourd'hui affectée par toutes sortes de décisions et de contraintes qui contribuent gravement à en précariser les capacités d'intervention. Les décisions en deviennent sélectives, relevant de critères qui mettent parfois à mal les principes de notre démocratie sans qu'il soit considéré nécessaire d'en débattre publiquement, ne serait-ce que pour convenir d'une hiérarchisation nécessaire de choix limitatifs. Cette situation produit des injustices et des préjudices intolérables. Peut-on se satisfaire de considérations qui induisent des mentalités, des logiques, des procédures et des orientations qui menacent de pervertir l'esprit du soin ?

Notre démocratie devient plus vulnérable encore lorsqu'elle déconsidère ses devoirs d'humanité et renie certains principes constitutifs du pacte républicain. Je suis persuadé que l'expérience du soin, son expertise au cœur de la vie sociale, sa signification également du point de vue des valeurs que porte l'engagement soignant, des compétences souvent à la pointe des avancées technologiques qui sont mises en œuvre, des expressions de sollicitude témoignées dans les circonstances de fragilités et de souffrances, sont constitutives des principes auxquels notre démocratie est la plus attachée, ceux dont elle a le plus besoin aujourd'hui. Il me paraissait donc indispensable d'y puiser une intelligence sensible du réel, une qualité d'engagement, une capacité d'initiative et d'innovation, autant d'expériences de l'engagement qui puissent enrichir le débat national et nous permettre de mieux penser notre devenir en fidélité avec ces valeurs d'humanité. Mais évoquer les vérités du soin et ce qu'implique au quotidien la tentative de préserver la personne de négligences, voire d'hostilités qui affectent sa dignité et sa respectabilité, c'est également faire apparaître les reniements, les concessions, les équivoques, les indifférences qui contribuent à discréditer certaines pratiques et à rendre contestables les valeurs qu'elles sont censées honorer sans compromission. C'est ainsi que s'est imposé le besoin de rédiger, un peu par défaut, cet ouvrage et d'approfondir mes observations menées depuis des années afin de mieux comprendre l'essence démocratique de la fonction soignante, ce en quoi cette approche attentionnée de l'humain peut servir l'intention de refonder notre démocratie.

Envie de démocratie

Le temps a passé, et rien de bien tangible ne laisse entrevoir la moindre opportunité d'une expression de l'« esprit du 11 janvier » dans le domaine au sein duquel j'exerce, depuis 1995, une mission consacrée aux valeurs du soin, aux valeurs humaines et sociales que soutiennent et défendent les soignants selon une conception exigeante de leurs responsabilités de démocrates au service de la personne confrontée à la maladie et à la vulnérabilité sociale[8].

Les valeurs d'engagement, de sollicitude et de solidarité témoignées avec une compétence remarquable par les professionnels associés dans la chaîne des secours et des soins le 13 novembre 2015, puis par la suite, ont été évoquées dans des hommages relevant plutôt du registre de l'héroïsation là où des membres de la cité assumaient naturellement et comme ils le font chaque jour les principes du vivre-ensemble. Il aurait été certainement justifié de mieux saisir la signification politique d'actes de citoyenneté inspirés par un sens exigeant du bien commun, et de comprendre leur contribution essentielle à la vie de notre République. S'il est une considération nationale à exprimer à ces vigiles de la sollicitude parmi nous, elle ne saurait être restreinte à l'exception de circonstances extrêmes. Car pour eux l'exceptionnel se vit chaque jour, dans une rencontre souvent essentielle avec une personne en attente de soutien.

Convient-il pour autant de se résoudre à un constat quelque peu désabusé ? Je ne le pense pas. Lorsque j'ai développé il y a plus de vingt ans – j'y reviendrai par la suite – le modèle d'un Espace éthique dans le cadre d'une institution hospitalière, peu de personnes ont estimé que cette initiative survivrait, quelques mois après sa création, à la démission du directeur général, Alain Cordier[9], qui soutenait le projet avec le concours de Didier Sicard. Alain Cordier avait su formuler certains

---

8. Je ne limite pas le terme soignant aux intervenants dans un contexte médicalisé. Le soin de l'autre témoigne d'une sollicitude à son égard, dans un cadre et selon des fins qui le justifient.

9. Alain Cordier, directeur général de l'Assistance publique – Hôpitaux de Paris.

des termes qui inspireraient la philosophie de notre démarche : « L'hôpital est une communauté de femmes et d'hommes au service du malade, traversée d'espérances et d'angoisses, de joies et de douleurs, préoccupée quotidiennement de médecine, de gestion et d'éthique en réponse à l'appel décisif du malade. Comment, alors, ne pas remarquer le besoin criant de règles morales, maintes fois exprimé, parfois jusqu'à l'excès médiatique ? Comment, cependant, oublier que la morale ostensiblement affichée conduit bien souvent aux fautes et aux carences les moins acceptables ? [...] De même que nous nous dotons progressivement des outils nécessaires pour l'évaluation médicale et économique, nous devons nous donner les moyens de conduire une réflexion éthique sur nos pratiques, marquée par une exigence systématique de qualité et de sérieux[10] ».

Il convient de rappeler qu'à l'époque la réflexion éthique, relevait des seules compétences de comités d'éthiques essentiellement médicaux. Aujourd'hui chaque région dispose de son Espace éthique conformément à ce que prescrit la loi relative à la bioéthique[11].

---

10. Alain Cordier, « Note aux directeurs du Siège, des Hôpitaux et des Services généraux ; objet : création d'un espace de réflexion éthique à l'Assistance publique – Hôpitaux de Paris », 7 septembre 1995.

11. Loi du 6 août 2004 relative à la bioéthique, article L. 1412-6 : « Des espaces de réflexion éthique sont créés au niveau régional ou interrégional ; ils constituent, en lien avec des centres hospitalo-universitaires, des lieux de formation, de documentation, de rencontre et d'échanges interdisciplinaires sur les questions d'éthique dans le domaine de la santé. Ils font également fonction d'observatoires régionaux ou interrégionaux des pratiques au regard de l'éthique. Ces espaces participent à l'organisation de débats publics afin

Être présent auprès de professionnels, de personnes malades, de militants associatifs dans un engagement éthique « d'en bas », c'est se situer suffisamment à distance des institutions consacrées aux débats et aux arbitrages que légitime l'autorité qui leur est attribuée. Je m'efforce, pour ce qui me concerne, tout en assumant des fonctions institutionnelles ou universitaires, de préserver une position critique, militante, parfois même dissidente, et de tenter de saisir des enjeux déconsidérés par certains experts de l'éthique. Ces derniers semblent habituellement davantage épris de disputations hors sol consacrées à l'éthique « d'en haut » – celle qui porte notamment sur les éminentes questions de la bioéthique – ou alors de la régulation procédurale des conflits d'ordre éthique, que de confrontations au jour le jour avec des réalités humaines et sociales urgentes. Celles que l'on n'évoque et n'affronte pas sans s'exposer personnellement, voire sans accepter de prendre quelques risques. La démarche éthique que nous avons instaurée avec tant de personnes motivées par le bien commun s'est déployée dans un contexte souvent hostile, aujourd'hui encore, à contre-courant des idéologies et des convenances du moment. Ce qui nous a incité à ne pas renoncer, ce sont ces relations tissées au fil des années, ces immersions dans les lieux du soin, cette mise en commun de regards et de savoirs qui nous ont renforcé dans nos convictions et cette volonté de servir, auprès des soignants et de tous ceux qui « vivent la maladie » autrement qu'à travers des considérations théoriques, comme une cause supérieure.

---

de promouvoir l'information et la consultation des citoyens sur les questions de bioéthique [...] ».

Cet ouvrage se situe dans cette perspective. À partir de ces années d'observations de terrain, d'échanges, d'analyses et d'investissement personnel, j'ai souhaité y préciser quelques lignes de fond pour inviter à considérer à leur juste importance les valeurs incarnées dans les pratiques soignantes, de même que leur signification profonde au regard du bien commun. Il ne s'agit pas tant d'une « défense et illustration » du soin que d'une implication parfois aux marges de l'attention publique, au vif de certains engagements méconnus, là où l'acte d'humanité est inspiré dans bien des circonstances par un esprit militant, un devoir de résistance, une envie de démocratie.

Que nous révèlent les pratiques du soin des valeurs parfois négligées, oubliées ou méprisées inspirées de l'idée de démocratie ? Comment y trouver une raison de croire encore en un projet de société résistant aux tentations d'un individualisme forcené, et d'un « repli identitaire » indifférent à l'exigence de fraternité ? Je propose dans ce livre un parcours qui pourra surprendre du point de vue des choix qui ont prévalu dans l'élaboration de son itinéraire : sa cohérence, s'il en est une, relève d'une approche subjective des circonstances susceptibles de restituer et de donner à reconnaître les valeurs universelles que porte l'engagement soignant. Il présente une argumentation factuelle, tirée des réalités immédiates du soin, ordonnée en des thématiques qui, à la manière d'une trame, constituent pour moi à la fois des références, des déterminants et des enjeux caractérisant les valeurs du soin. L'intitulé des différents chapitres en témoigne : « L'essence démocratique du soin », « Soigner, un engagement politique », « Responsabilités en acte », « Sida, une mobilisation », « À l'épreuve de la maladie », « Ceux que nous reléguons », « Le champ de ruines d'une douleur sans répit », « De nos renoncements », « Inhospitalités », « Une dignité en acte ».

Il ne s'agissait pas de rédiger un traité universitaire de bioéthique[12], de philosophie politique ou de sciences sociales, mais plutôt de présenter une forme de plaidoyer qui puisse restituer, à travers des séquences tirées d'observations et d'échanges, ces parts essentielles d'une sollicitude attachée au respect des droits de la personne, témoignant d'une bienveillance sans conditions là où trop souvent la société renonce ou ignore, ainsi que d'une disponibilité autre que compassionnelle lorsque les vulnérabilités et les souffrances déshumanisent au point d'abolir toute raison d'espérer encore.

À partir de ces quelques constats, je considère qu'au-delà des réflexions spéculatives, des argumentations académiques, des préconisations circonstanciées, voire de la résolution de cas complexes à laquelle il est encore trop souvent cantonné, l'engagement éthique doit surtout contribuer à la création collective d'un sens, de finalités communes. Il lui faut donc favoriser une volonté d'agir ensemble. Il y a urgence alors à s'impliquer dans le débat politique portant sur les valeurs de la République et ainsi sur celles du soin et de l'accompagnement. Trop souvent méconnues, dépréciées ou marginalisées, ces valeurs pratiques portées et défendues dans le contexte de la maladie ou des précarités sociales expriment le respect, la justice, la sollicitude et la solidarité. Elles témoignent d'une conception démocratique du vivre-ensemble,

---

12. Déjà notre *Traité de bioéthique* approfondissait certains aspects des valeurs engagées dans le soin : *Traité de bioéthique*, 3 tomes, sous la direction d'Emmanuel Hirsch, Toulouse, Éditions Érès, 2010, rééd. 2014.

d'une intelligence de la réalité qui ne s'exonère pas de la responsabilité d'une implication concrète, là où trop souvent la société serait tentée de déserter. Cette éthique en acte, ce courage d'affirmer le droit des personnes négligées par des priorités immédiates et déconsidérées, ne serait-ce qu'en contestant leur citoyenneté, sont incarnés sur le terrain – au domicile ou en institution – par des militants associatifs, des proches et des professionnels. Ils témoignent au quotidien de ces gestes d'humanité, de cette justesse d'une présence attentive et compétente. Ils défient ainsi les inerties, dénoncent les incuries comme les insuffisances, et permettent de penser des possibles, d'inventer des formes de sollicitude, honorant ainsi les valeurs de dignité et de liberté qui nous sont si précieuses. Pour eux, le soin et l'accompagnement relèvent des valeurs parmi les plus hautes de la vie démocratique.

Rendons-leur hommage. Ils nous sont indispensables. Comme des vigies, ils nous permettent de demeurer éveillés, soucieux de nos engagements, comptables de nos décisions, fiers de notre démocratie. Ils m'ont fait comprendre l'urgence d'un plaidoyer qui, demain, se prolongera – je le souhaite – à travers une initiative politique : « Valeurs de la République, du soin et de l'accompagnement ». Les valeurs du soin sont valeurs de démocratie.

CHAPITRE PREMIER

SOIGNER, UN ENGAGEMENT POLITIQUE

Témoignage universel d'hospitalité

C'est l'acte de soin, ce témoignage universel d'une hospitalité et d'une sollicitude dont la signification tient à ce qu'elles expriment de nos valeurs d'humanité, qui me fascine, m'impressionne et me mobilise au point d'y consacrer une part essentielle de mes engagements. Cette proximité de la rencontre – dans l'intimité d'une relation qui intervient souvent dans le contexte de l'urgence d'agir ou du constat de l'impuissance à épargner l'autre de ce qui menace son existence et le fait souffrir – est d'une essence si étrange et particulière qu'encore aujourd'hui des traditions lui confèrent une dimension spirituelle. J'y ai découvert, à travers des années de fréquentation et d'implication souvent dans des circonstances difficiles, là où doivent s'instaurer d'autres repères, cette éthique pratique pensée et assumée comme l'exercice d'une responsabilité de portée politique. C'est le propos de ce chapitre introductif qui évoquera également notre création d'un espace dédié à l'éthique au cœur d'une institution de soin.

J'ai rédigé les premières lignes de mon doctorat de philosophie dans le service de réanimation médicale du CHU Henri-Mondor (AP-HP[1]), auprès d'une figure de la médecine et de la pensée médicale, le professeur Maurice Rapin. Il me fallait apprendre et comprendre l'acte soignant en m'immergeant dans un univers à la fois soucieux d'humanité et d'innovations biomédicales. D'où la nécessité de se faire accepter dans un milieu qui vit avec ses règles au rythme de l'urgence et de décisions souvent redoutables. Vêtu d'une blouse blanche, le carnet de notes dans la poche, je me suis en quelque sorte fondu dans le quotidien du service de réanimation au point de donner parfois l'impression de faire partie de l'équipe. De jour comme de nuit, ce compagnonnage indispensable à la transmission des savoirs et, au partage des expériences favorisa des échanges. Assez rapidement, je me suis rendu compte qu'il me fallait intégrer une culture, des modes de pensée et des raisonnements, des pratiques et des habitudes, des rituels et des contraintes, des réalités parfois extrêmes, paradoxales, qui pouvaient dérouter. La réanimation intervient dans les phases imprévisibles les plus délicates et incertaines du parcours de soin. Sa technicité, ses logiques et les procédures mises en œuvre ne semblent pas en toutes circonstances compatibles avec l'idéal d'une relation de soin tenant compte, par exemple, du principe d'autonomie de la personne malade, voire d'une conception conventionnelle de l'idée de dignité lorsque le geste médical peut s'avérer intrusif et même mutilant. Dans ce temps si particulier où une existence oscille entre vie, survie et mort possible, les approches et les processus décisionnels relèvent de spécificités qui

---

1. Nous utiliserons désormais cette abréviation pour « Assistance publique – Hôpitaux de Paris ».

bouleversent, depuis les années 1970, nos conceptions anthropologiques et nos représentations de la médecine, au point de rendre contestables les pratiques pouvant relever, notamment, d'une obstination déraisonnable. C'est précisément dans cet espace, où s'exerce un soin parfois engagé jusqu'aux limites du possible, que j'ai perçu la signification d'une responsabilité, d'une capacité d'investir les meilleures compétences au service de la personne malade en situation de détresse vitale et de grande vulnérabilité.

Rien que de trop banal. Cette vie qui s'interrompt brusquement en plein après-midi. Le médecin du Samu avait évoqué la situation dans sa brève transmission : la cinquantaine, cet homme vivait célibataire avec une mère assez âgée. Il avait déjà présenté une insuffisance cardiaque avec une hospitalisation quelques mois plus tôt. Entre les deux lits du box de réanimation, la tringle articulée d'un petit rideau d'une couleur jaune fade est hâtivement tirée. Seuls signes perceptibles pour la jeune femme éveillée à côté, le mouvement précipité des soignants qui, selon un cérémonial bien établi, installent le dispositif de suppléance. Quelques mots se murmurent ; les gestes sont précis, méthodiques. Le chef de clinique observe pensivement.

« On fait ce qu'il faut, mais pas plus... Inutile d'insister, ce monsieur est usé... On l'a récupéré trop tard... »

Il consulte rapidement quelques feuillets tirés du dossier médical, une grande enveloppe d'un bleu délavé, déformée et comme avachie avec son trop-plein de documents. Ces traces accumulées d'un parcours dans la maladie qu'il conviendrait de reprendre une à une afin d'en extraire un improbable fil de vie.

« Apparemment il n'aura pas été très chanceux dans l'existence, ce monsieur, et nous ne pouvons pas grand-chose pour lui... Il aurait été mieux à la maison, pour finir comme ça... ! Il traîne depuis au moins trois ans et ne

s'est jamais remis d'un drame personnel évoqué par son cardiologue sans autre précision.

— Je viens d'appeler chez lui, l'interrompt une infirmière. Une dame m'a répondu, mais sans bien comprendre ce que je lui demandais. Son médecin n'est pas joignable. Personne à contacter... »

Ce qui demeure d'une existence s'est soudain rétracté dans cette chambre banale, alignée le long d'un couloir sans fin au troisième étage d'un ensemble hospitalier rectiligne, anonyme, comme posé entre deux zones urbaines pavillonnaires avec son parking et sa piste d'atterrissage pour hélicoptères. Et pourtant des mots s'expriment, s'échangent, esquisse d'une attention autre que seulement médicale. Cet homme, dont on ne sait en fait que l'extrême fragilité en cette phase transitoire de survie, éveille une sollicitude qui, même d'apparence distante, voire convenue, est bien réelle. Du reste, l'acte même du soin ne peut se départir d'une intention, d'une signification – sinon, à quoi bon s'y consacrer ! La technicité parfaitement agencée des procédures sert un objectif qui doit demeurer l'enjeu supérieur. Quels repères privilégier lorsque le parcours sinueux d'une maladie a progressivement arasé les assises d'une existence au point, parfois, de ne plus pouvoir discerner entre la justification d'une intervention et le renoncement ?

« Ce monsieur, il n'a plus que nous... Personne ne se préoccupe plus de son sort, et il va falloir décider de tout pour lui. »

L'infirmière est revenue avec un collègue. Ils observent l'homme inerte, le visage glabre sous le halo de néon. Son teint est cireux, ses genoux marbrés. Il cherche difficilement à respirer ; le scope indique la diminution de la fréquence cardiaque avec une succession de chiffres dont les valeurs déclinent puis se rétablissent de manière chaotique. Le bip de l'alerte sonore ajoute à la gravité de l'instant présent. Le chef de clinique est rappelé. Près de deux heures après l'hospitalisation, rien ne sera tenté pour prolonger une existence qui s'étiole au rythme d'indicateurs cliniques, de chiffres qui quantifient l'extinction d'une existence. Curieuse expression d'une forme de présence dans ces derniers moments vécus dans la solitude. Données neutres, factuelles, objectives, distantes. Et pourtant, au-delà des actes ordonnancés, des décisions maîtrisées, il y a cette gravité, ce souci d'accomplir au mieux ces gestes du soin ultime au plus près de l'autre, avec une certaine douceur. Témoignage d'un respect humain et d'une sollicitude pour cet homme qui achève son histoire dans la chambre d'un hôpital, auprès de soignants qu'il n'aura jamais connus et qui pourtant seront avec lui jusqu'au bout.

Dans un box, à côté, derrière la paroi vitrée un jeune homme lutte contre la mort. Il a subi dans la rue une agression à l'arme blanche. Son père demande aux soignants comment communiquer avec lui.

« Parlez-lui, évoquez des souvenirs communs. Même s'il ne réagit pas, il est probable qu'il vous entende et qu'il se souvienne plus tard de ce que vous lui avez dit. »

Il s'approche du lit, pose sa main sur le front de son fils :

« Tu sais, je suis là, à tes côtés... N'aie pas peur, tu vas t'en sortir... Tu m'entends ? »

Aucune réaction apparente.

« Va-t-il s'en tirer ?

— Pour l'instant on ne peut rien dire. Mais, vous pouvez en être assuré, nous faisons tout notre possible... »

Pendant plusieurs jours les proches se succéderont, scrutant le signe annonciateur d'une amélioration. Lorsque l'état de mort encéphalique sera malheureusement constaté, avec une extrême délicatesse le coordonnateur de prélèvements demandera aux parents si leur fils n'était pas opposé au don d'organes. Dans la douleur, le désarroi et en dépit d'un insurmontable sentiment de désastre et d'injustice, il ne sera pas fait opposition aux prélèvements.

J'ai été amené à comprendre ainsi le soin dans sa part la plus intime, parfois même indicible, tant se cumulent des enjeux qui échappent, a priori, à notre tentation d'y trouver un sens. Les pratiques, du fait de leur caractère toujours *singulier et à tant d'égards exceptionnel, sont irréductibles à des catégories, à des interprétations ou à des évaluations qui permettraient d'en saisir la signification profonde de manière distanciée ou par trop spéculative.*

La parole échangée dans le soin, dans ces moments incertains, étranges, reclus, obscurs, dont on ignore souvent quelle en sera l'issue, constitue pour moi la part vive, la part d'humanité de la rencontre « hospitalière ». J'ai opté, dès mes premières années d'immersion dans le « monde hospitalier », pour une position située au plus près de l'acte de soin, attentif à cette présence si particulière qui témoigne de la persistance d'un sens, d'un lien, d'une cohésion dans les circonstances où la maladie éprouve, altère, dénature, révoque. La parole peut s'interrompre, se briser, se détourner du réel, s'épuiser à force de douleurs ou d'indignités qui en deviennent insupportables, au point de ne plus pouvoir être assumées. L'intensité des réalités immédiates du désastre, de l'errance et du renoncement peut être toutefois atténuée par l'attention soignante, la sollicitude, ces intentions qu'exprime le geste du soin, lorsqu'il est compris et vécu par ceux qui en ont la mission.

J'ai compris que la valeur du témoignage, parfois brutal, violent, impudique, surprenant, tient certainement à sa force de vérité et de provocation. Tentatives, parfois illusoires, de préserver la véracité d'une parole, ces reflets d'un dire fragile au point d'être presque inaudible, ce murmure d'une confidence opposée à l'abandon et à l'oubli. C'est pourquoi l'intimité du soin – sa part la moins accessible à ceux qui n'ont pas fait profession de soigner – me semble d'une densité et d'une intensité dont il convient de saisir les significations. Face à la vulnérabilité, l'exercice du soin n'est soutenable qu'adossé à l'ajustement de pratiques ayant pour objet la justesse du soin. Qu'en est-il d'un soin juste, du juste soin qui relève d'un engagement au-delà des compétences et de la technicité, porteur d'enjeux d'humanité ?

Au long des années je me suis inséré dans cette réalité soignante complexe, multiple, paradoxale, en fait irréductible aux considérations générales et aux classifications sommaires. C'est pourquoi mon cheminement tient à la qualité d'un compagnonnage avec ceux qui vivent, de part et d'autre, l'expérience humaine du soin. Leur fréquentation quotidienne de la maladie rapproche les personnes malades, leurs proches et tous ceux qui interviennent auprès d'eux. La part philosophique de leur engagement explique probablement ce qui peut solliciter une démarche intellectuelle, un besoin de comprendre, de discerner, à l'épreuve de ce qui menace la vie et exacerbe nos sentiments de fragilité, de précarité. Mon « éducation philosophique » auprès d'eux – s'il en est une – tient plutôt à l'apprentissage d'une proximité, d'une relation simple, épurée, évidente – une exigence de fraternité. C'est ainsi qu'il m'a été donné d'encourager une approche inédite de l'éthique appliquée, avec la création de l'Espace éthique AP-HP[2], une instance dédiée aux pratiques du soin et de l'accompagnement. Il ne s'agissait pas tant de philosopher sur le soin que de développer une culture philosophique du soin, une conception philosophique de l'engagement soignant considéré comme un acte politique essentiel à la vie démocratique. Cette nouvelle « pensée du soin » est intervenue dans un contexte fortement marqué, on y reviendra, par les « années sida ». Il faut prendre le temps d'un parcours dans les lieux du soin, auprès de

---

2. Voir www.espace-ethique.org.

ceux qui soignent, pour comprendre autrement qu'en idées ce que soigner signifie.

Un espace éthique

Depuis 1995 nous avons proposé au sein de l'AP-HP un nouveau modèle de concertation éthique au cœur de l'institution et de la cité. Notre Espace éthique n'est pas un comité, un lieu qui dit l'éthique, rend des avis, évalue ou prescrit. Parfaitement inscrit dans la dynamique de la « démocratie sanitaire », il favorise l'attention portée aux questions éthiques « d'en bas », celles qui concernent les pratiques soignantes, l'exercice de compétences et de responsabilités dans un contexte fait d'incertitudes et de vulnérabilités. L'art du dialogue y est porté à un niveau d'exigence indispensable à un échange véritable. Il permet d'exprimer ce qui parfois ne se dit pas, d'approfondir les questions difficiles, celles qui trouvent difficilement audience là où les procédures, les protocoles, une certaine rationalisation du soin tenant à des critères ne serait-ce que gestionnaires, parfois indifférents aux valeurs à incarner et à préserver, prévalent trop souvent. La loi du 6 août 2004 relative à la bioéthique a institué la création d'Espaces de réflexion éthique régionaux inspirés de l'expérience et de l'expertise développées au sein de notre réseau associant professionnels, membres d'associations représentatives des enjeux de santé et médico-sociaux ainsi que tant d'autres personnes soucieuses du bien commun, mobilisées au-delà des clivages ou des revendications catégorielles autour de principes partagés. Depuis 2014 nous sommes devenus l'Espace de réflexion éthique d'Île-de-France, rattaché à l'Agence régionale de santé.

Les concepteurs du plan Alzheimer 2008-2012 ont souhaité transposer notre approche dans le cadre d'une démarche globale. La création de l'Espace national de réflexion éthique sur la maladie d'Alzheimer (EREMA) procède de cette intention. Ses missions ont pour objet d'identifier et d'interroger les enjeux humains et sociaux de la maladie d'Alzheimer et des maladies associées, afin de contribuer à l'élaboration et au soutien de réponses adaptées. Cette responsabilité jusqu'alors inédite dans le cadre d'un dispositif de santé publique, nous a été confiée. Elle est complémentaire d'autres compétences, notamment scientifiques, médicales et associatives, mais nous situe davantage en prise avec les réalités immédiates de la maladie. Il convient de susciter une plus juste mobilisation sociale, de contribuer à l'atténuation des préjugés, des stigmatisations, de favoriser – dès l'annonce de la maladie et à ses différents stades d'évolution – un accompagnement adapté de la personne malade dans son parcours ainsi que le soutien de ses proches. Le plan concernant les maladies neuro-dégénératives rendu public le 18 octobre 2014 a fait évoluer le champ des compétences de l'EREMA à d'autres maladies qui présentent certaines similitudes, ne serait-ce que du point de vue de ce qu'éprouvent la personne et ceux auprès d'elle lorsque la maladie fait irruption[3]. Il s'agit de mettre en place des stratégies d'existence sans être envahi par la médicalisation excessive de l'espace de vie. À cet égard, les représentations péjoratives de maladies assimilées aux notions telles que la « démence », la « perte d'esprit », l'« incompétence », la « dépendance » accentuent les détresses et justifient un effort de pédagogie social, de responsabilisation encore insuffisamment soutenu.

---

3. www.mnd.espace-ethique.org

La portée politique de tels enjeux doit ainsi être prise en compte dans le cadre d'une démarche attentive aux considérations d'ordre éthique[4].

Ce à quoi il importe d'être vigilant, c'est au processus contribuant à l'appropriation par chacun – de manière pluraliste, respectueuse de la singularité des expériences et des points de vue – d'une démarche attentive à la perspective éthique d'enjeux à identifier et à reconnaître pour ce qu'ils représentent et constituent avant de tenter de les investiguer et de prétendre formuler, voire imposer, des règles d'action. D'autres formulations de ce qui peut être compris comme de l'ordre d'une préoccupation éthique au sein d'instances internationales, européennes, nationales ou de proximité sont à considérer. Elles ont leur pertinence tant pour rappeler ou énoncer les principes de référence que pour penser aux modalités de leur transposition dans les pratiques à travers des dispositifs consultatifs ou décisionnels dont la sollicitation peut s'avérer opportune en certaines circonstances, tenant compte d'un contexte donné.

De son côté, l'éthique dite « clinique » est souvent évoquée comme l'une des modalités appropriées à l'évaluation et au dénouement de situations délicates selon des modèles procéduraux inspirés de ce qui se pratique notamment aux États-Unis. Sa fonction de médiation contribuant à la gestion de crises dont l'issue semble impossible sans la compétence et la méthodologie indispensables d'un soutien tiers rencontre parfois une demande de la part des équipes soignantes apparemment démunies face à des dilemmes décisionnels qui relèvent pourtant de leurs missions. Il semblerait à cet

---

4. J'y reviendrai dans le chapitre « Ceux que nous reléguons ».

égard nécessaire de comprendre tant ce qui explique le manque d'anticipation de circonstances pourtant prévisibles que ces modes organisationnels qui, faute d'une approche respectueuse et concertée, pourraient déposséder de cette part essentielle de leur mission des professionnels néanmoins reconnus dans l'excellence de leur technicité. On observe parfois de telles évolutions dans cette délégation d'une responsabilité qui devrait être considérée comme la part déterminante de la fonction soignante, celle précisément dont on ne saurait se démettre ou s'exonérer tant elle confère, en le préservant, un sens indispensable aux missions du soin. Il y va d'une légitimité qui s'acquiert et se renforce à l'épreuve même de confrontations dont on tire un savoir et une manière d'être qui relèvent de l'esprit et de la culture du soin. Ainsi, l'approche procédurale, voire juridique, de l'exercice médical induit certaines confusions dont la portée est évidente sur l'expression d'un « besoin d'éthique » qu'elle risque, faute d'un cadre rigoureux et maîtrisé, d'altérer et parfois même de dénaturer. J'y vois une aspiration à la protection, à la déresponsabilisation, à une certaine forme de désengagement. Cela me semble peu compatible avec les valeurs de conscience, de responsabilité et de confiance indispensables aux représentations et à l'affirmation de la dignité du soin. Mais dans ce domaine également, je me garderai bien d'être par trop général dans mes constats. J'observe de belles initiatives dans le champ de l'éthique clinique dès lors que de véritables compétences contribuent, elles aussi, à l'émergence d'une attention éthique et à la diffusion d'une pédagogie qui bénéficient à l'exercice professionnel.

S'inquiéter de l'autre

Notre option diffère des approches que je viens d'évoquer en ce qu'il nous est apparu indispensable de constituer un lieu hospitalier à cette sollicitude dans le soin et au « souci de l'autre », qui s'affirment tout d'abord sous la forme d'une exigence portant sur la confrontation des points de vue et des expériences sans viser de manière urgente ou immédiate des protocoles, des procédures, voire des prises de décision. Le temps de l'éthique a son rythme, ses propres règles. C'est admettre une inquiétude, une certaine humilité, voire une restriction dans la tentation de l'agir empressé ou compassionnel. Cela s'ajoute, certes, aux difficultés d'arbitrage déjà suffisamment complexes : on ne peut pour autant les éviter. Car c'est aussi accepter de prendre le risque de « penser autrement », parfois même d'être plus solitaire dans l'affirmation d'une conception intervenant à contre-courant, susceptible d'être refusée et contestée au sein d'une institution ou d'une équipe soumise à ses logiques internes et aux contraintes que l'on connaît. Cet engagement éthique ne se satisfait pas de conceptions par trop théoriques de principes comme le respect, la bienveillance et la justice lorsque les assèche une rhétorique sans effort de justification. Elle ne se contente pas de l'affichage éthique, des slogans et des résolutions incantatoires. Elle considère l'éthique comme une forme de militance au service des valeurs de la démocratie, et ne peut s'envisager que dans le cadre d'une concertation, d'une élaboration ouverte à tous, sans exclusive, visant le bien commun, mais incarnée, impliquée et fondamentalement responsable.

Il paraît indispensable dans notre approche éthique d'aborder les circonstances du point de vue de leur complexité, de leur évolutivité, de l'anticipation et de l'adaptation de réponses proportionnées, plurielles, tenant compte, avant toute autre considération, de l'intérêt direct et immédiat de la personne malade, mais également, de manière conjointe, des conséquences de certaines décisions qui ont à voir avec nos représentations sociales, pour ne pas dire nos valeurs d'humanité.

Nous défendons cette idée-force d'espace voué à l'identification et à la restitution des initiatives et des expériences, à leur confrontation dans un cadre accessible à tous, sans jamais se substituer à l'exercice de responsabilités assumées par les personnes directement investies dans l'accompagnement, le soutien et le soin, à domicile ou au sein d'institutions. L'exigence méthodologique et la rigueur s'avèrent toutefois indispensables, tout autant que la composante universitaire des investigations, des travaux et des publications qui renforce leur légitimité et leur recevabilité.

Il convient de penser ensemble les dispositions et les pratiques favorables à une plus juste approche de questions à la fois intimes et complexes qui tiennent pour beaucoup aux conceptions que l'on partage des principes de dignité et de respect. C'est admettre la dimension politique, le nécessaire engagement citoyen dont il doit être tenu compte dans l'affirmation des finalités mêmes des missions dévolues à un Espace éthique comme celui que nous avons développé. Je tenais à l'évoquer d'emblée, car cet espace constitue ce lieu d'hospitalité, ce laboratoire où se pense le soin, permettant d'échanger en vérité, d'assumer les questions difficiles et les responsabilités exposées, de puiser si nécessaire la force de persister dans la réflexion et le courage de défendre sur le terrain les valeurs du soin, celles de notre démocratie.

Cette expérience ne pouvait que m'inciter, à la suite des attentats à Paris de janvier puis de novembre 2015, à susciter l'initiative « Valeurs de la République, du soin et de l'accompagnement[5] », ne serait-ce que pour donner à comprendre que l'acte de soin est l'une des belles expressions de la part humaine de notre démocratie, de cette vérité de la sollicitude qui se proclame avec les mots de liberté, d'égalité et de fraternité.

Je propose, dans les chapitres qui suivent, un parcours subjectif à la rencontre de ceux qui, dans le quotidien de pratiques engagées et exposées, assument une présence à l'autre, une responsabilité pour l'autre qui permettent à notre démocratie d'incarner et de vivre ces valeurs d'humanité auxquelles s'attaquent aujourd'hui, à nouveau, les terroristes afin de les anéantir.

5. http://www.espace-ethique.org/valeurs-de-la-république-du-soin-et-de-laccompagnement

CHAPITRE 2

RESPONSABILITÉS EN ACTE

Aux limites de l'acceptable

Avant d'évoquer certains aspects du soin au regard des valeurs de notre République, il me paraît nécessaire d'approfondir l'exploration des significations – d'un point de vue démocratique – de l'exercice soignant, et de tenter de comprendre alors ce que visent les logiques et les dispositifs qui imposent aujourd'hui un nouvel ordre avec des finalités qui bouleversent les repères et altèrent l'« esprit du soin ».

De réformes en restructurations, d'injonctions contradictoires en décisions qui semblent parfois affecter, par exemple, les valeurs du service public et le détourner de ses missions les plus sensibles, en ces temps de « crise » un éveil à d'autres considérations que les seules rigueurs gestionnaires semble s'imposer. Mais ces tentatives de régulation ne constituent qu'un des déterminants qui accélèrent le processus de transformation du système de santé. Il convient immédiatement de saisir l'incidence des innovations thérapeutiques et les modalités d'implantation des nouvelles approches de la recherche biomédicale dans le contexte d'une compétition internationale avec ses déterminants économiques. Il s'agit de mieux saisir ce qu'il en est de mutations qui bouleversent, dans ce domaine comme dans d'autres, nos systèmes de référence. Doit-on se contenter de constater ces phénomènes et leurs conséquences plus pernicieuses et destructrices en situation de vulnérabilité, ou au contraire y trouver la justification d'une mobilisation, d'une refondation qui restaurent et avivent les principes de notre démocratie ?

La personne malade est souvent ramenée à la condition d'un homme sans qualités. L'acte soignant tente de réhabiliter un sentiment de reconnaissance d'autant plus délicat à appréhender que le parcours sinueux et parfois lent, douloureux de la maladie est fait d'une succession de deuils, de renoncements qui peuvent fragiliser et assécher une histoire humaine.

Une ancienne collègue de ma mère – professeur de physique et de chimie – me faisait observer peu de temps avant sa mort : « C'est si dur de lutter. Le combat est trop inégal, trop épuisant. Je ne trouve plus la force d'aller plus loin. À quoi bon, du reste ?… » De telles confidences sont livrées à chaque instant aux soignants. Il leur faut réconforter et consoler l'autre qui se trouve dans l'incapacité d'assumer seul la pesanteur de l'existence. Le « syndrome du glissement » est évoqué lorsqu'en quelques jours une personne s'abandonne à une mort qui lui semble préférable à ce qu'elle ne peut accepter de vivre. C'est parfois le cas en gériatrie, lorsque le « placement » en institution équivaut à une relégation, avec ce sentiment d'être contraint à l'abandon de tout ce qui, même infime, justifiait encore le sens d'une existence à vivre malgré tout[1].

Je pourrais évoquer ces multiples rencontres, ces moments trop souvent bouleversants qui m'ont rapproché de l'autre éprouvé par la maladie et plus encore par la sensation d'exclusion du reclus. Mais je retiens surtout de ces expériences d'humanité cette capacité mystérieuse de l'être à puiser une force de résistance, de résilience, de courage, de non-renoncement jusqu'aux limites de ce qui lui est possible. Cette dignité en acte s'exprime ainsi dans cette confrontation vécue comme un combat de chaque instant. Il faut y trouver des raisons de vivre, d'espérer, quand culminent avec une telle intensité les doutes, les effrois, les violences et les menaces qui altèrent l'intégrité. Quelles ressources mobiliser et à quelles fins, parvenu au stade d'une fragilité existentielle lorsque l'attente est l'obsession d'une crainte dont on pressent douloureusement l'issue ?

En creux des thèmes considérés hors champ des stratégies politiques conjoncturelles, se révèlent des réalités humaines, des urgences, que l'on n'ose pas même évoquer tant elles déjouent les résolutions et dénoncent une certaine impuissance à enchanter le réel, ou du moins à en déterminer la trajectoire. Il convient de leur restituer une signification au cœur de l'action publique, de les réinvestir afin d'en assumer l'exigence dans les choix qui s'imposent à nous. Il me semblerait dès lors opportun d'adosser les arbitrages et les décisions publiques à la prise en compte de cette part sensible de l'engagement social, anonyme et trop souvent déconsidéré, investi au quotidien dans un militantisme démocratique. C'est ainsi

---

1. J'y reviens dans le chapitre « Inhospitalités ».

que j'ai compris la signification politique de la responsabilité soignante.

En dépit des controverses de circonstance où s'enlisent les idéologies, nombre de personnes sont en effet rassemblées autour d'une certaine idée des devoirs d'humanité et de la responsabilité en acte. Au-delà de ce dont témoignent, au cœur de l'action, les professionnels et les militants associatifs ainsi impliqués là où l'essentiel est en cause, il est une manière d'assumer nos devoirs politiques qui gagnerait à être davantage reconnue et valorisée dans son éminente fonction. Là même où l'État est pris en défaut dans l'approximation de ses analyses et l'insuffisance de ses propositions, certains n'abdiquent pas et défendent avec conviction des positions qu'ils légitiment à l'épreuve des faits. Leur intelligence du réel renforce une faculté de compréhension de l'immédiat et une inventivité indispensables aux évolutions nécessaires. À cet égard, je retiens les interpellations adressées à nos dirigeants à propos des multiples expressions de la vulnérabilité qui gangrènent notre cohésion sociale. Comment attester d'une attention véritable, autre que compassionnelle et ramenée à la politique des expédients, à l'égard des réalités humaines et sociales de la marginalité et de l'exclusion ? Ces situations déportent aux limites de l'acceptable ceux dont est niée la parole et méprisée l'existence, au point de générer des sentiments de peur et de menace diffuse qui renforcent les discours discriminatoires et accentuent les insécurités. Comment exprimer une considération effective aux personnes affaiblies par la maladie, les dépendances, les différentes formes de relégation éprouvées comme du mépris, voire une « mort sociale » ? Des mépris envers la personne progressent à mesure que les logiques de l'efficience, de la performance et de la rentabilité expulsent les fragilités humaines du champ de nos préoccupations et imposent leurs règles avec pour conséquences des désastres humains et sociaux. Comment enfin envisager l'indignation au-delà d'une posture intellectuelle ou d'une protestation inconsistante, comme l'appel à une mobilisation dans l'urgence des compétences et des talents au service d'un intérêt général qui n'a rien à faire de l'esprit partisan ? Résister à l'individualisme, au repli sur soi ou à l'obnubilation de sauvegarder ses seuls intérêts, tient à la qualité d'une préoccupation morale qui doit être incarnée par ceux qui prétendent faire prévaloir leurs modèles.

Ce que la société civile porte de plus juste dans ses engagements au service du bien commun ne bénéficie pas de l'audience que justifierait sa capacité à penser et à assumer concrètement des missions prioritaires. De telle sorte que l'irrespect politique à l'égard de positions et d'actes soucieux des valeurs de la démocratie explique pour beaucoup la défiance qui affecte l'autorité publique. La réhabilitation des légitimités indispensables à l'unité nationale dépend pour beaucoup de la qualité des liens à rétablir entre les instances publiques et tous ceux qui dans la proximité de l'action au quotidien maintiennent, souvent à contre-courant et en y investissant le meilleur d'eux-mêmes, les exigences de la solidarité et de la responsabilité. Leur témoigner davantage de considération, alors que l'exercice de leur mission les soumet à tant d'injonctions contradictoires et de mises en cause qui les affectent, me semble relever d'un devoir politique.

En ces temps d'arbitrages contraints, de décisions difficiles dans un contexte complexe, il convient de réhabiliter les légitimités, de partager les intelligences, de repenser les cohésions dans l'action publique, de renouveler les alliances, de renforcer le sens du bien commun. Il ne s'agit pas tant de réconcilier une société divisée, que de rendre les uns et les autres plus proches et plus responsables du bien si précieux qu'est notre démocratie. »

Une position de résistance

L'attention éthique ne saurait se satisfaire aujourd'hui de considérations générales ou de résolutions incantatoires et compassionnelles. Il lui faut relever d'une exigence d'engagement, quitte à choisir parfois la dissidence et à envisager, si nécessaire, des stratégies de résistance.

J'ai souhaité très tôt l'engagement de terrain, au plus près des réalités humaines sensibles. C'est dans le cadre de l'Association des paralysés de France (APF), auprès de personnes atteintes de handicap, que j'ai entrepris un apprentissage qui se poursuit aujourd'hui en ayant élargi le spectre de mes champs d'implication. Confronté aux vulnérabilités, à la dépendance et trop souvent à la relégation ou à l'indifférence, comment envisager, en dépit des circonstances, une existence digne, un projet personnel porteur d'une conception affirmée de l'idée de dignité ? Dans les années 1980, je me suis trouvé tant du côté des initiateurs en France des soins palliatifs qu'au côté de ceux qui, face au sida, ont inventé dans l'urgence et le désarroi un autre rapport à l'expérience intime de la maladie et, dans ce domaine, à l'exercice de leur responsabilité de citoyen. Au cœur de cette démarche s'impose l'exigence d'une présence sans condition auprès des plus démunis dans la déroute, l'errance et le renoncement à soi. L'éthique du soin, cette préoccupation qui nous rend si proche la personne fragile et démunie lorsque la maladie, le handicap ou les altérations du grand âge affectent sa faculté d'autonomie, relève d'une conception de la juste présence, à la fois préoccupée de justice et de justesse dans l'implication au service de l'autre. La relation de soin doit se concevoir autrement que dans ses seules procédures, comme un cheminement auprès de la personne, soucieux de ses préférences, de ses choix et de ses droits, donc de nos libertés fondamentales. S'en remettre à l'autre, lui faire confiance dans les moments douloureux et incertains de la maladie n'est concevable que si l'on est assuré d'être respecté pour ce qu'on est, dans sa dignité et ses attachements. Le fait d'être désigné comme le dépositaire de la confiance d'une personne qui attend, plus qu'une guérison, une authentique sollicitude ainsi qu'une bienveillante attention, expose et engage. Plus une personne est vulnérable, plus nos obligations sont fortes à son égard, et davantage nous sommes comptables de la responsabilité qu'elle partage avec nous nous. Au-delà des mots qu'il est si difficile de concevoir et de prononcer lorsque la souffrance accable et abrase l'espérance, les solidarités humaines dans le soin apparaissent, en dépit des circonstances, comme l'expression d'une fidélité, une forme de soutien inconditionnel au moment où l'essentiel est menacé. Accorder considération à des engagements de vie, à ces combats en dignité et en liberté que la personne s'efforce de soutenir au quotidien face à la maladie, c'est témoigner, convenons-en, d'une exigence d'humanité qui, parfois, assume une position de résistance.

Ne faut-il pas faire confiance à l'autre pour exposer notre propre vulnérabilité à son regard, assuré que notre détresse ne le laissera pas indifférent ? Le champ des pratiques du soin les plus exposées et les plus éprouvantes constitue certainement le lieu privilégié où puisse s'enraciner une réflexion éthique et politique. De manière récurrente et parfois excessive, l'actualité en atteste. Mes préoccupations concernent certaines circonstances méconnues des combats démocratiques, là où la pensée philosophique pourrait éprouver sa pertinence et sa sagesse en affirmant ce que le soin de l'autre exprime de nos principes d'humanité.

À contre-courant de l'esprit du temps dans l'espace du soin qui est trop souvent relégué à la périphérie des priorités politiques, s'inventent et s'éprouvent à chaque instant des formes d'engagement indispensables à l'expression et à l'exercice de nos valeurs démocratiques. Face aux vulnérabilités de la maladie et aux détresses qui affectent la personne dans sa dignité, des professionnels de santé ou du secteur médico-social, des volontaires associatifs s'efforcent de préserver une conception de la vocation et de la fonction soignante. « Prendre soin »[2], c'est tenter de faire valoir les droits de ces personnes qui, dépourvues de cette ultime sollicitude, erreraient sans refuge, démunies et sans le moindre recours, jusqu'à ne plus avoir le sentiment d'exister, reconnues quelque part au sein de la cité. Notre vie démocratique et une certaine conception du vivre-ensemble se reformulent, se réhabilitent et se renforcent ainsi, souvent aux marges, là où les fascinations et les performances biomédicales perdent parfois toute crédibilité. J'y vois l'expression remarquable d'une vigilance, d'une exigence soucieuse de la persistance de notre pacte social. Ce simple

---

2. Didier Sicard, « Prendre soin », *Lettre de l'Espace éthique AP-HP*, n° 15-18, hiver/été 2002 : « Prendre soin, c'est donc assumer notre métier pour en faire peut-être le dernier rempart face à l'indifférence de notre monde, le dernier refuge de l'humanité de notre société ».

constat permet peut-être de mieux comprendre aussi le dessein et les stratégies de ceux qui s'acharnent à fragiliser par des arguments idéologiques infondés, peu recevables, et des décisions aux conséquences destructrices, les capacités de l'institution hospitalière et des dispositifs d'accompagnement médico-social à assumer la plénitude de leurs missions. Au-delà des contraintes de toute nature, y compris budgétaires, cette soumission systématisée aux règles d'une gouvernance d'entreprise et à des modalités d'évaluation des performances selon des critères trop souvent discutables – car inconciliables avec la prise en soin de situations humaines de vulnérabilité – dénature l'esprit du soin. Elle altère trop souvent, sans le moindre égard et parfois même avec violence, à la fois les cultures, les identités et les motivations professionnelles, les capacités d'initiative et d'intervention dans des domaines essentiels de la vie démocratique. Ne serait-ce pas perdre en crédibilité que d'en appeler aujourd'hui à une mobilisation nationale autour des valeurs de la République sans considérer indispensable le réexamen de certains choix politiques qui s'avèrent désastreux dès lors que le soin n'est plus en capacité d'assumer sa fonction première ?

Les missions traditionnelles dévolues hier à l'hospitalité caritative doivent désormais se penser en termes d'urgence de la sollicitude publique, en des résolutions qui ne faiblissent pas lorsque des modèles imposés à marche forcée risquent de pervertir l'esprit même d'un investissement inconditionnel au service de l'autre, et de détourner les professionnels de leurs responsabilités premières. Aux visions et perceptions spirituelles de la maladie et du handicap, de la souffrance et de la pauvreté se sont substituée d'autres figures de la personne malade, reconnue dans de nouveaux droits consacrés par le législateur[3], et soutenue dans ses aspirations par des associations militantes[4]. Il convient donc de saisir l'esprit d'une conquête qui engage en des termes actuels nos responsabilités dans la filiation de cette idée de l'hospitalité publique si difficile à sauvegarder aujourd'hui. Il n'est plus acceptable de se satisfaire de ces effets d'annonce qui résistent rarement à l'épreuve du réel. À la déclamation de droits qui s'accumulent dans des textes législatifs ou réglementaires, je préfère l'effectivité de positions responsables. Je veux parler de celles qu'assument le moins mal des professionnels d'autant plus démunis en termes de réponses adaptées, dans un contexte où les promesses non tenues accentuent les ressentiments et les défiances.

Ayons-en conscience, au vif des enjeux les plus délicats de la vie en société, le soin est en effet sollicité par des demandes et des attentes chaque jour plus fortes. Garants dans leur champ de compétence des valeurs démocratiques, en dépit des évolutions contraintes que je viens d'évoquer, ce sont ces lieux du soin dans la cité qui accueillent les fragilités, les exclusions et les souffrances de la vie, mais également d'autres attentes ou d'autres espérances qui ne trouvent plus audience ailleurs. L'hospitalité y est vécue dans l'engagement éthique et pratique du soin. Cette mobilisation morale dans l'exercice du soin conteste nécessairement un ordonnancement strictement gestionnaire ou

---

3. Notamment dans les lois du 4 mars 2002 (relative aux droits des malades et à la qualité du système de santé) et du 11 février 2005 (pour l'égalité des droits et des chances, la participation et la citoyenneté des personnes handicapées).

4. J'y reviendrai dans le chapitre « Sida, une mobilisation ».

une idéologie biomédicale trop souvent indifférente à d'autres considérations que les seules finalités de sa productivité en termes de publications scientifiques et d'innovations au statut parfois bien équivoque. Elle porte certainement aujourd'hui le ferment d'un renouveau de la pensée soignante, ce qui explique avec quelle réticence on lui concède une reconnaissance dans les sanctuaires d'une médecine hospitalo-universitaire parfois détournée de son objet même, au prétexte d'intérêts conjoncturels estimés davantage efficients, valorisants et économiquement rentables. Face aux plus hautes vulnérabilités de l'existence, au-delà de la simple négligence une telle posture est parfois interprétée et éprouvée comme un déni d'humanité.

Lorsqu'au cœur de la nuit un soignant anonyme puise dans la singularité de son humanité les mots qui permettent de renouer avec la vie, dissipant l'effroi et l'envie d'« en finir au plus vite » ; lorsqu'un médecin généraliste, un para-médical ou une auxiliaire de vie interviennent dans la proximité du domicile en y consacrant cette indispensable attention que d'autres négligent ; lorsqu'à travers de longues heures de lutte, une équipe chirurgicale écarte de la mort celui que la maladie avait semblé condamner ; lorsque dans un établissement d'hébergement pour personnes âgées dépendantes (EHPAD), une personne atteinte de la maladie d'Alzheimer est accompagnée avec sollicitude et tendresse dans son errance jusqu'au terme d'un étrange parcours ; lorsqu'à la Clinique des Libertés[5] des professionnels n'abdiquent pas et préservent la qualité d'une relation de soutien, y compris avec la personne toxicomane qui renonce à poursuivre ses traitements ; lorsque dans nos rues, cette nuit, les

---

5. À Bagneux, dans les Hauts-de-Seine.

bénévoles et les professionnels de la maraude persé-
vèreront dans leur exigence de témoigner une présence
à celle ou à celui qui n'a plus même le sentiment d'exister ; lorsque, au nom de la cité, les membres du Collectif
« les morts de la rue » accompagnent vers le cimetière
de Thiais les sans-noms disparus bien avant leur mort,
auxquels ils reconnaissent une inconditionnelle dignité :
tous ces citoyens, constamment en position d'éveil, et
parfois en position de résistance, défendent et préservent
une conception universelle de l'engagement éthique et
des valeurs du soin. Ils permettent de vivre encore dans
leur plénitude les valeurs de dignité, de respect, d'égalité
et de fraternité, vécues et sauvegardées avec intensité
à domicile, dans nos hôpitaux, dans les institutions du
médico-social et ces autres lieux d'expression de notre
sollicitude politique, au cœur de la cité.

Contester et bafouer la dignité

Les professionnels de santé et ceux du secteur médico-
social assument leurs missions en dépit de difficultés
redoutables, et en menant des luttes qui les usent afin
de préserver l'essentiel. Toutefois ils commencent à
s'épuiser, et certains se démobilisent faute des soutiens
attendus dans la société. En fait, leurs champs d'investissement suscitent peu la considération, du moins
tant que l'on n'est pas confronté, à titre personnel, aux
circonstances hasardeuses et contingentes de l'urgence
d'une intervention ou de l'errance dans le parcours de la
maladie chronique. Chacun se réconforte en pensant que
les techniques biomédicales, les nouvelles technologies
de l'information et de la communication, les restructurations, les reconversions et les regroupements favoriseront

des adaptations de nature à rendre plus efficient notre système de protection sociale, en mesure de pallier les carences en termes de justice dans l'accès aux soins et à l'accompagnement. Si les pratiques doivent bénéficier d'innovations et d'évolutions indispensables à l'amélioration des compétences, à davantage de performances lorsque cela s'avère possible et nécessaire, à plus d'efficacité dans le « service rendu », on ne saurait négliger pour autant, les indispensables arbitrages respectueux de valeurs que l'on s'habitue pourtant à déconsidérer.

En pratique les circonstances que j'observe sur le terrain sont paradoxales. D'un côté s'investissent sans relâche ceux qui ne renoncent pas : ils tentent, avec une énergie qui impressionne, tout ce qui est possible pour maintenir la continuité d'un exercice professionnel à la hauteur de leurs engagements. De l'autre, s'évertuent à mettre en œuvre des procédures technocratiques distantes des aspects subtils du soin ceux qui ont la conviction qu'une gouvernance rigoureuse, le courage de prises de décision intransigeantes, parfois brutales et rarement accompagnées, épargneront du « pire » ce qui peut encore l'être. Ils s'autoproclament « sauveurs » de notre système de santé, imposent des mentalités et des procédures qui meurtrissent les tenants d'une conception éthique et démocratique du soin. Les uns comme les autres pourraient néanmoins partager une même conscience de l'urgence d'adaptations indispensables, et convenir ensemble des modalités pratiques de conciliation d'enjeux et de contraintes qui permettent d'encore mieux servir le bien commun. Ce n'est pas le cas aujourd'hui, tant la défiance, l'enfermement idéologique, la prééminence de modèles sociaux libéraux, les logiques comptables séparent et opposent.

Il serait pourtant encore temps d'instaurer les espaces de concertation et de délibération qui nous épargneraient des défaites prévisibles, tout en visant des objectifs acceptables déterminés à la suite d'une recherche de consensus. Ce dont il est question concerne notre vie démocratique et semble relever de cette idée de « démocratie sanitaire[6] » si souvent sollicitée par ceux qui décident actuellement des choix de santé sans pour autant être soucieux de sa traduction en actes.

Décider de manière abrupte et sans évaluer les conséquences humaines et sociales de renoncements décisifs, c'est refuser de comprendre la valeur politique de l'engagement soignant. Dans une société marquée par l'accentuation des précarités, les désastres liés aux replis individualistes, c'est dans la justesse des gestes du soin que s'expriment encore l'hospitalité et la disponibilité à l'autre. S'il est tant question dans les controverses politiques actuelles de lien social et de cohésion, l'accès de tous à un système de santé et à un suivi médico-social dignes et équitables ne constituerait-il pas le symbole et l'indicateur les plus probants de notre « souci de l'autre » ainsi que du sens de nos responsabilités collectives ? La reconnaissance de la valeur sociale des missions relevant d'exigences qui justifient de capacités d'action effectives devrait donc constituer un impératif à ne pas négliger, à ne pas trahir. Il n'est pas certain que cette position soit unanimement considérée comme inhérente à notre pacte républicain !

Admettons-le, les considérations éthiques qu'inspire une confrontation aux aspects trop habituellement

---

6. Le terme « démocratie en santé » semble davantage recevable que celui de « démocratie sanitaire ».

méconnus de l'activité sanitaire ou médico-sociale concernent des situations humaines et des domaines de la vie sociale qui n'accèdent pas toujours, comme il le faudrait, au statut de questions politiques. Le dédain ou le mépris semblent prévaloir lorsque la condition humaine nous ramène à l'ordinaire de circonstances qui dénoncent nos incuries et nos désinvoltures, déjouent nos stratégies d'évitement. Rejetés aux confins de ce que la cité intègre ou tolère encore, ses parias sont les malades ou ces personnes vivant la précarité qui déstabilisent les certitudes, perturbent les procédures, défient les solidarités et dénoncent les insuffisances. La chronicité d'une affection, les dépendances, démences et altérations sont éprouvées comme corruptrices et insultantes à l'égard d'une conception de la dignité humaine modélisée et idéalisée selon les normes en vigueur. Se préoccupe-t-on de savoir du reste quelle autorité les édicte, ainsi que les mobiles rarement explicités qui prévalent pour justifier de la sorte des dérives idéologiques discriminatoires qui vont jusqu'à prétendre mettre en cause des existences estimées « indignes d'être vécues » ?

Les positions incarnées et défendues par les professionnels ainsi que par les membres d'associations investis sur le front du soin et de l'accompagnement, dans cette fonction sociale en charge de missions qui lui échoient au terme d'un cumul de désistements, apparaissent dès lors significatives d'une position de résistance. Lorsque l'on se préoccupe de l'autre, que l'on témoigne à son égard une sollicitude qui n'abdique pas, l'attention éthique caractérise un sens de la responsabilité dont bien souvent l'existence même de la personne dépend, au même titre qu'une certaine conception de l'idée d'humanité.

Les gestes et les prévenances relevant d'une démarche de soin peuvent être compris comme un engagement d'ordre moral, parti pris d'une présence bienveillante opposée aux tentations de l'indifférence et de l'abandon. C'est pourquoi il est important d'y consacrer une vigilance politique, cela d'autant que le quotidien de l'engagement est fait de confrontations constantes à des interrogations profondes qui sollicitent certes les réflexions et mais tout autant des arbitrages politiques. Il semble indispensable que puisse se développer une authentique concertation publique, sous forme d'échanges animés dans les lieux mêmes du soin, qui permette à notre société de comprendre ce qui se joue de vital dans la relation, ce que l'on doit préserver contre toute tentation de désistement ou au contraire d'excès, afin d'assumer nos obligations morales et sociales à l'égard de la personne vulnérable et de ses proches.

La technicité du soin et des missions d'accompagnement semble dans bien des circonstances primer sur leur humanité. La disponibilité à l'égard des personnes est reniée au bénéfice du temps consacré à la mise en œuvre des procédures et des protocoles, dans un contexte où trop souvent le rationnement entrave les capacités d'intervention. Cela au motif d'une exigence de rationalité dans l'organisation des fonctions et d'une adaptation des compétences à des métiers et à des savoirs qui perdent ainsi à la fois leurs identités et leurs motivations humaines. Au nom du dogme de l'efficience souvent sollicité pour cautionner des renoncements, les réorganisations, restructurations, redéploiements et autres modalités du management de terrain s'acharnent à redistribuer, répartir, ventiler de manière indifférenciée des intervenants professionnels mis en cause dans leurs valeurs propres, leurs aptitudes, leurs qualifications. Ils ont le sentiment d'une disqualification, et pour certains d'entre eux d'être en quelque sorte les victimes expiatoires d'un contentieux dont ils ne maîtrisent pas les intrigues. Ce reniement de ce qu'ils sont dans leur dignité professionnelle est éprouvé de manière d'autant plus injuste que depuis des années les évolutions rendues possibles par des professionnels motivés ont elles-mêmes fait évoluer les pratiques afin de parvenir à l'optimalisation des moyens.

L'autonomie des professionnels, la concertation, l'appropriation concertée des décisions, la vie en équipe au sein de services attentifs aux valeurs portées par un projet partagé sont au mieux négligées et trop souvent bafouées, voire annihilées, sacrifiées dans cette entreprise de remembrement. Le discours managérial est repris comme un mantra qui pénètre l'espace des pratiques, façonne des modes de pensée, altère la pertinence des actes, ramène les enjeux à l'obsession du quantitatif et de la performance, au point d'en paraître parfois caricatural. À cet égard la dénomination de certaines fonctions dites innovantes comme celles de « gestionnaire de lits », « gestionnaire de cas » ou « gestionnaire de soins »[7], s'avère aussi révélatrice de logiques, de mentalités et de conduites professionnelles d'un autre genre. Comme si le systématisme organisationnel incarnait en soi une vertu et générait les solutions adaptées dans un contexte où la relation interindividuelle, l'interdépendance ou simplement le principe de confiance avaient jusqu'à présent une évidente fonction de cohésion et de motivation.

---

7. Transposition éloquente du *case manager*, par exemple, dans le suivi de personnes atteintes de maladies neurologiques dégénératives.

Au moment où nombre d'efforts sont concentrés sur l'objectif de réduire les pratiques maltraitantes dans le champ du soin, ne serait-il pas paradoxal de refuser la moindre bienveillance précisément à ceux qui ont mission de l'incarner et de la mettre en œuvre auprès des personnes malades qui se confient à eux ? Il n'aura jamais été autant question dans le discours politique de *care*, de sollicitude, de compassion, de souci témoigné à l'autre, au moment précisément où cette exigence éthique se trouve chaque jour davantage contestée par des décisions structurelles qui fragilisent des pratiques mises en cause dans leur identité et leurs missions sociales. L'exemplarité a été pendant longtemps constitutive de la culture du soin, pour beaucoup acquise à travers un compagnonnage propice à la transmission de repères, de sensibilités, de savoirs, de conduites et de bonnes pratiques. L'immersion dans un univers complexe, avec ses codes et ses rites, justifie de disposer de rérérences et d'acquis incontestables en termes de légitimité et de compétence. Les bouleversements cumulés intervenus dans les activités et les modes d'organisation affectent les modèles jusqu'alors reconnus, y compris au sein de la communauté médicale. Ils fragilisent les structures, évident de leur signification les idéaux forgés à l'épreuve de l'expérience pour vivre ensemble un projet porteur de cohésion et de fierté.

Ne conviendrait-il pas dès lors de situer au rang des priorités politiques, des préoccupations de la cité, l'urgence de repenser ensemble les valeurs et la dignité du soin, qui incarnent nos principes d'humanité ?

CHAPITRE 3

SIDA, UNE MOBILISATION

S'inscrire dans la continuité d'un combat

Venons-en à l'expression tangible des valeurs du soin telles qu'elles se vivent en pratique. Plutôt que de les envisager dans la continuité d'une maturation qui relève de l'histoire des mentalités et d'une attention inspirée de spiritualité et de religion, je m'attacherai à en saisir l'esprit en référence à une aventure éthique, à une conquête politique.

Dès l'introduction de cet ouvrage, j'aurais pu adosser ma démarche aux acquis des « années sida », à cette aventure humaine et politique dramatique et exceptionnelle dont il est évident qu'elle a provoqué une mutation, ne serait-ce que du point de vue de notre perception de la personne malade, de la reconnaissance de ses droits au quotidien comme dans l'accès à l'information, aux meilleurs traitements tout en étant respectée dans ses valeurs personnelles et son autonomie décisionnelle. L'idée de partenariat dans le soin est une exigence dont l'effectivité confronte encore à nombre d'obstacles et de réticences. Mais elle permet de repenser la relation de soin dans le cadre d'une « démocratie sanitaire » inventée dans ces années 1980, soucieuse de principes instaurés pour reconnaître des droits à la personne malades désormais consacrés par la loi[1]. Il aura en effet été nécessaire d'attendre 2002 pour que soient légitimés en France les droits de la personne malade, alors que dès 1947, à la suite de la Shoah, le code de Nuremberg prescrivait des règles dans les procédures de la recherche médicale menée sur la personne, reprises pour partie en 2008 par le législateur attentif notamment aux notions de loyauté, d'intégrité et de transparence dans l'information en vue de l'expression d'un consentement libre, éclairé et exprès[2].

Avant de poursuivre l'investigation entreprise, au cours des deux chapitres précédents sur les territoires du soin, il paraît nécessaire de marquer un temps d'arrêt sur ce qu'ont signifié en pratique ces temps de menace épidémique et de confrontation de nos principes éthiques à des urgences sanitaires et politiques. C'est nécessairement se demander aussi en quoi l'émergence de cette culture partagée d'une conception démocratique et humanitaire des devoirs du soin constitue encore une préoccupation pour les décideurs au delà d'approches plus soucieuses d'événementiel, voire de mesures symboliques, que de réflexions concertées portant sur les questions de santé publique. Les arguments avancés fin 2014 dans le cadre des débats relatifs à la proposition de loi créant de nouveaux droits en faveur des malades et des personnes en fin de vie se révèlent, de ce point de vue, des plus éloquents[3].

---

1. Loi du 4 mars 2002 relative aux droits des malades et à la qualité du système de santé, art. L 1122.1.

2. Loi du 20 décembre 1988 relative à la protection des personnes se prêtant à la recherche biomédicale.

3. La loi a été promulguée le 2 février 2016.

En 1989, au cours de la Conférence internationale sur
le sida de Montréal, Jonathan M. Mann, alors directeur à
l'OMS[4] du programme mondial contre le sida, s'adresse
aux militants, médecins et chercheurs qui transformeront
de manière radicale les registres par trop convenus de
la pensée du soin : « Nous voilà comme impliqués dans
une solidarité active et résolue d'où émerge ce sentiment
d'une responsabilité partagée, les uns vis-à-vis des
autres. » Cette mobilisation à la fois sensible, complexe,
douloureuse, faite de courage, de générosité et d'abné-
gation, s'est exprimée à travers une revendication d'ordre
politique : celle d'être reconnu dans le droit de « vivre
avec la maladie ». Politisation inédite d'une question de
santé publique, elle sollicitait conjointement le *cure* et
le *care* : le développement des traitements et leur mise
à disposition sans discriminations, mais également une
prévenance, une reconnaissance au-delà des quelques
marques de compassion consenties comme par défaut.
Ce souci de soi et des autres si proches dans une communauté de destin, cette responsabilisation partagée
dans l'information, la prévention, l'annonce, le suivi de la
personne malade, le vécu du traitement parfois jusqu'au
terme de la vie, ont forgé au cœur des « années sida »
une conscience différente du rapport à la santé et à la
maladie. Les modalités d'accès aux thérapies, celles
du développement de la recherche et de l'accueil au
sein des institutions de soin, ont ainsi été profondément
transformées. Au même titre que le partage de l'information, le partenariat dans la prise de décision, qui ont
bouleversé les traditions du savoir et du secret médical
pour privilégier la figure du « malade expert », la personne

---

4. Organisation mondiale de la Santé.

malade est devenue également solidaire, consciente de ses obligations à l'égard des plus vulnérables, résolue à provoquer les opinions publiques, les responsables politiques, à harceler les firmes pharmaceutiques, afin de rendre accessibles la prévention, les dispositifs de soin et les thérapies dans les régions du monde les plus défavorisées et donc les moins solvables, souvent les plus durement frappées par une pandémie qui éradique les bases sociales et dépeuple des territoires abandonnés aux vieillards et aux orphelins.

Jonathan M. Mann me confiait à Harvard, peu de temps avant sa mort en 1998 : « Nous savons qu'un monde où sévit une pandémie ne peut être un monde sûr. » Il observait avec une profonde conviction : « Et puis, d'une manière quelque peu inattendue, nous nous sommes mis à parler le langage des droits de l'homme et de la dignité humaine. » Ce rapport entre santé et droits de l'homme a été mis en évidence avec une grande justesse par Jonathan M. Mann, avant d'être repris comme un principe d'action par les militants et les décideurs institutionnels impliqués dans la lutte contre le sida et plus largement dans le champ de la santé publique. Il s'agit d'un paradigme qui convertit la notion de pouvoir en celle de devoirs assumés au service des plus vulnérables, afin de favoriser les conditions de justice dans l'accès universel aux droits à la santé.

Entre 1980 et 1996 – en fait jusqu'à la mise à disposition des trithérapies – l'irruption du sida a contribué à la redistribution des légitimités et à l'émergence d'autres conceptions du pouvoir et de nos obligations dans le champ politique comme dans celui de la biomédecine. L'idée de « démocratie sanitaire », instituée dans la loi française du 4 mars 2002 relative aux droits des malades et à la qualité du système de santé, constitue à bien

des égards le testament vivant transmis par ces militants dont on déplore aujourd'hui l'absence : « Le droit
fondamental à la protection de la santé doit être mis en
œuvre par tous les moyens disponibles au bénéfice de
toute personne [...][5] ».

Les militants du sida ont imprégné la culture de la santé
publique des valeurs pratiques de la démocratie, incarnant
une figure de la personne malade respectée et reconnue,
qui témoigne d'une expérience parfois extrême. Nos
conceptions du « vivre-ensemble » et du « vivre-avec »
ont certainement gagné en consistance, confrontées
aux désastres de maladies suscitant des représentations
sociales péjoratives, la relégation et les ostracismes. En
1990, Claude Évin, alors ministre de la Santé, a su intégrer
cette mutation dans son approche politique du sida :
« Cette lutte, j'entends la mener au nom de certaines
valeurs : la solidarité, le refus de l'exclusion, la responsabilisation. Ceci n'est pas de l'angélisme. L'affirmation de
ces valeurs a permis une mobilisation civique et sociale
qui n'aurait pas été atteinte autrement. Ce sont ces
valeurs qui donnent aux malades l'espoir nécessaire pour
se battre et à nos concitoyens la volonté d'agir contre la
maladie[6]. » Vingt-six ans plus tard, qu'avons-nous préservé de ce message qui conserve une pertinence dans
le champ de la santé publique, alors que l'efficacité des
traitements du sida, du fait même d'une mobilisation sans
précédent, en font aujourd'hui une maladie chronique
dans les pays qui peuvent en financer l'accessibilité ?
Avons-nous su intégrer les principes qu'inspire cette part

---

5. Loi n° 2002-303 du 4 mars 2002 relative aux droits des malades
et à la qualité du système de santé, Titre II (« Démocratie sanitaire »),
Chapitre Ier (« Droits de la personne »), art. L. 1110-1.

6. Claude Évin, « Présentation du plan de deux ans de l'Agence
française de lutte contre le sida », 29 janvier 1990.

de notre histoire sociale ? Les militants du sida ont su initier et défendre une position ou plutôt une présence dans l'accueil, l'écoute, l'échange, la transmission de savoirs, le conseil et plus encore le soutien, au cœur de la vie, quand parfois les circonstances incitent à douter de tout et à abdiquer. Jonathan M. Mann comprenait cette intelligence de l'humain comme l'expression d'une espérance encourageant une forme de dépassement de soi au service du bien commun : « Des personnes ont refusé d'accepter l'inacceptable, alors qu'elles savaient dans quelle logique de mort pouvait s'intégrer leur dessein d'action. […] D'autres besoins humains, d'autres espoirs ont été reconnus à travers la vie[7] ».

S'inscrire dans la continuité de ce combat, c'est peut-être défier la mort, inventer d'autres possibles, réhabiliter une certaine idée de la confiance et de la solidarité. Il s'agit ainsi d'affirmer et d'assumer des valeurs de vie et de responsabilité dans une forme d'engagement soignant dont chacun découvre ce qui l'inspire.

S'habituer au pire

J'évoquais une forme de « devoir de mémoire » à l'égard des militants du sida, une nécessaire fidélité aux valeurs promues dans le contexte délicat d'une menace épidémique. Avant d'aborder l'émergence d'une idée de « démocratie sanitaire » dans le champ du soin, je ne peux m'empêcher de marquer un temps d'arrêt à propos de l'actualité récente d'une menace épidémique qui aurait pu bénéficier de certains des savoirs durement acquis

7. Jonathan M. Mann, « Ne pas oublier ce qui nous unit », *Le Journal du sida*, 1998.

au cours des « années sida ». C'est dire ma réserve au regard de propos plus idéologiques et déclamatoires que les résolutions effectives, ainsi que ma réticence à considérer que des évolutions, aussi justifiées soient-elles, puissent être transposables en pratique sans le soutien d'une volonté politique constamment renouvelée dans son exigence et sa force d'implication.

Reprenons ainsi l'approche institutionnelle de la crise Ébola en 2014. Le gouvernement de Sierra Leone (pays qui avec la Guinée et le Liberia est le plus touché par l'épidémie de fièvre hémorragique Ébola) annonce le confinement de sa population du 19 au 21 septembre 2014. Cette mesure de restriction ponctuelle des libertés individuelles, comme la quarantaine, s'impose selon des règles établies pour tenter de contenir des crises sanitaires difficilement maîtrisables. Il semblait alors que les attentismes avaient détourné l'OMS de la mise en œuvre dans l'urgence de moyens appropriés, faute d'anticipations ou alors par excès d'une prudence à ce jour encore peu compréhensible.

Dans l'ouvrage collectif de 2009 *Pandémie grippale – L'ordre de mobilisation*[8], l'intention était d'associer les meilleures compétences dans une étude approfondie des déterminants d'une situation qui semblait néanmoins surprendre en 2014 la communauté internationale. Elle était pourtant prévisible et prévue. Dans le cadre de notre Espace éthique, nous avions travaillé dans une perspective internationale, à travers des colloques et des *workshops*, sur les différents aspects d'une pandémie, les modalités de son anticipation, ses multiples conséquences, sa gestion au quotidien dans un cadre

---

8. Emmanuel Hirsch (dir.), *Pandémie grippale – L'ordre de mobilisation*, Paris, Éditions du Cerf, 2009.

soucieux à la fois des enjeux de santé publique et des principes démocratiques. L'expérience que j'avais tirée de mon implication dans le champ du sida motivait cette implication. Dès 2006, le département de recherche en éthique de l'université Paris Sud a mis en place un groupe de réflexion pluridisciplinaire qui a émis des propositions dont aujourd'hui je déplore qu'apparemment elles n'aient été que partiellement intégrées par les décideurs publics à leurs plans d'action. De leur côté, les instances canadiennes ont développé des analyses remarquables, accompagnées de protocoles qui font référence à la suite de l'épisode du SRAS[9] qui en 2003-2004 a causé 43 décès dans leur pays. Il est important de préciser que ces approches concernent également la lutte contre le bioterrorisme et plus globalement les risques nucléaires, radiologiques, biologiques et chimiques (NRBC).

Il nous paraissait évident que la réflexion éthique était convoquée non seulement pour éclairer les arbitrages et l'acceptabilité des décisions, mais également pour rappeler les valeurs ainsi engagées en termes de justice, de respect des personnes, de solidarités, y compris à l'égard des pays plus exposés que d'autres, ne serait-ce que du fait de carences en structures sanitaires adaptées. D'autres aspects comme les représentations traditionnelles de la maladie, les peurs qu'elle peut susciter avec les dérives discriminatoires qu'elle engendre (notre mémoire collective porte encore les stigmates des grandes pestes ou de la grippe espagnole de 1918-1919), justifiaient notre attention, de même que l'exercice du pouvoir politique dans un contexte où serait décrété l'état d'exception. L'approche éthique de

---

9. Syndrome respiratoire aigu sévère.

la pandémie grippale éclairait toute autre circonstance d'épidémie.

J'ajouterai donc à l'indignation qui s'est exprimée face aux ravages de la maladie à virus Ébola dans certains États africains, la stupéfaction provoquée par le sentiment d'inertie des instances internationales compétentes qui n'auraient pas su anticiper l'éventualité de cette catastrophe humanitaire. Peut-être avons-nous été abusés par les apparences, et que la complexité des circonstances, voire des « considérations supérieures » entravaient le processus décisionnel. Dans ce cas, il aurait été nécessaire de mieux expliciter les stratégies. Les réflexions et les mobilisations suscitées entre 2006 et 2009 par les craintes d'une pandémie grippale – qui menaçait au-delà des régions du monde démunies face à la fièvre hémorragique Ébola – n'auraient donc pas permis d'aboutir à une capacité d'initiative pertinente, cohérente, volontariste et transparente ? Il aura fallu en effet attendre le 8 août 2014 pour que l'OMS se décide à considérer l'épidémie comme une « urgence de santé publique de portée mondiale ». Le virus Ébola a pourtant été identifié en 1986 et les épidémiologistes en suivaient les phases critiques. Mais on estimait que l'enjeu n'était pas encore digne qu'on y investisse les compétences et les moyens conséquents qui s'imposaient. L'évaluation et la classification des urgences dans le champ sanitaire paraissent parfois relever davantage de considérations politiciennes, financières ou de scrupules diplomatiques que de préoccupations humanitaires immédiates… Dans un bilan présenté le 29 décembre 2015 au cours de l'annonce officielle de l'arrêt de l'épidémie en Afrique de l'Ouest, l'OMS faisait état de 28 637 personnes affectées à travers 10 pays et déplorait 11 315 décès.

Qu'il fut nécessaire d'organiser une concertation d'experts en éthique pour arbitrer, le 11 août 2014, la décision de mise à disposition d'approches thérapeutiques en cours d'expérimentation – ne serait-ce qu'à titre compassionnel – en dit long des atermoiements dont il importerait de connaître les motivations réelles. L'argumentation éthique justifiant le recours à des protocoles dits compassionnels procède en effet d'une conception acquise du principe de « moindre mal » : il peut apparaître préférable, sous certaines conditions et en ne négligeant pas l'attention portée à l'intérêt supérieur de la personne, d'agir avec les moyens disponibles, faute de mieux, plutôt que de renoncer et de pousser la prudence aux limites de l'acceptable. La déclaration d'Helsinki[10] qui fixe les principes éthiques applicables à la recherche médicale impliquant des êtres humains est explicite à cet égard dans son article 37 : « Dans le cadre du traitement d'un patient, faute d'intervention avérée ou faute d'efficacité de ces interventions, le médecin, après avoir sollicité les conseils des experts et avec le consentement du patient ou de son représentant légal, peut recourir à une intervention non avérée si, selon son appréciation professionnelle, elle offre une chance de sauver la vie, rétablir la santé, ou alléger les souffrances du patient [...] ». Il aurait été certainement plus éthique d'anticiper les conditions de mise en œuvre d'une démarche expérimentale, d'énoncer les termes d'arbitrage entre les avantages attendus et les effets redoutés en se référant aux nombreux travaux de recherche disponibles : ces études permettent également d'envisager la distribution de traitements en quantité limitée selon une hiérarchisation des priorités.

---

10. Rédigée par l'Association médicale mondiale.

L'OMS dispose des compétences que met à sa disposition sa propre instance d'éthique dotée d'un réseau de centres collaborateurs. N'aurait-il pas été opportun de lui confier une mission relative au recours possible à des sérums dits « de convalescence », obtenus à partir du plasma de personnes ayant contracté le virus mais qui ont développé des réponses immunitaires leur permettant de guérir ? Si nécessaire, une concertation approfondie, suivie de recommandations, aurait pu traiter des conditions d'usage de traitements non homologués ; de telle sorte que nous n'aurions pas eu l'impression d'une forme d'improvisation, ou alors d'une stratégie visant à temporiser pour des raisons qui demeurent incompréhensibles. Rappeler les règles de consentement, de confidentialité, de justice dans la mise à disposition des traitements paraît bien formaliste, voire dérisoire, quand on se confronte un instant à la réalité du terrain et à ses urgences vitales. Pourquoi les équipements stockés pour intervenir dans le contexte de catastrophes biologiques n'ont-ils pas été acheminés dès la déclaration des premiers cas, ne serait-ce qu'à titre préventif ? Les spécialistes en sont convaincus, leur usage s'avère indispensable car efficace dans un tel contexte d'épidémie.

En somme, on s'habitue au pire dès lors qu'il demeure distancé, en fond sonore, inaudible, ininterprétable. Car dans le contexte actuel de crise économique qui affecte le lien social et compromet nos idéaux de solidarité, nous trouvons prétexte à nous exonérer de toute responsabilité personnelle au-delà d'une sphère restrictive, considérant avantageusement que certaines circonstances extrêmes dépassent nos propres capacités. Au point de faire le deuil sélectif de notre conscience morale, de trier entre ce que l'on considère ou non susceptible d'indignation ou de mobilisation. La médiatisation de certaines circonstances au détriment d'autres qui demeureront méconnues intervient du reste pour beaucoup dans notre faculté d'attention. Et malheureusement les lobbies sont rares pour défendre une cause estimée déjà perdue et qui ne nous concernerait que « de très loin ». C'est ce qu'inspire la gestion par l'OMS du suivi de la maladie causée par le virus Ébola, à l'image de nos renoncements individuels, alors que l'on pourrait attendre d'une telle instance qu'elle incarne une forme de conscience universelle favorisant l'affirmation d'une responsabilité partagée soucieuse de nos devoirs d'humanité. Cela nous mène à une surprenante partition des rôles qui révèle la précarisation des conditions d'exercice de nos systèmes de gouvernance politique. D'un côté, les logiques structurelles d'une organisation internationale, ses critères d'appréciation, ses modes d'arbitrage, sa hiérarchisation des intérêts, les logiques qui prévalent dans la détermination de ses missions ; de l'autre, l'implication au plus près des personnes en péril, d'associations humanitaires ou d'organisations non gouvernementales. Avant toute autre considération et quelles que soient la fragilité de leurs dispositifs, la limitation de leurs capacités d'intervention et de moyens, ce sont elles qui s'exposent avec leurs équipes et font face. Elles ne désertent pas, là où tant d'autres se détournent ou nous détournent d'obligations qui devraient être unanimement partagées.

Dans sa constitution du 22 juillet 1946, l'OMS affirme solennellement que « la possession du meilleur état de santé qu'il est capable d'atteindre constitue l'un des droits fondamentaux de tout être humain, quelles que soient sa race, sa religion, ses opinions politiques, sa condition économique ou sociale ». Qui peut encore se satisfaire de la rhétorique et de l'emphase de résolutions qui perdraient ainsi toute signification à l'épreuve de certains faits et, plus encore, risqueraient de faire apparaître de manière tragique l'effondrement de certaines valeurs de civilisation, d'humanité et de solidarité promues après les années de barbarie ?

CHAPITRE 4

À L'ÉPREUVE DE LA MALADIE

Entre vie et survie

Il n'est pas simple de cerner dans leur complexité les multiples composantes du soin, les enjeux et les valeurs qu'il mobilise, le contexte pour le moins contrasté de son exercice aujourd'hui alors qu'il est tant question dans le discours des responsables politiques de « refondation ». Le cumul des réformes imposées au système de santé « au pas de charge » depuis des années révèle une certaine inanité, voire une impuissance à intervenir autrement que conjoncturellement. L'urgence des résolutions, les nécessaires adaptations de nos dispositifs aux évolutions biomédicales et à des exigences qui s'accroissent du point de vue de l'accompagnement médico-social du parcours de soin, ne peuvent être intégrées à des politiques de santé soutenables et cohérentes que pour autant qu'elles servent une certaine idée de la vocation du soin. Dans ce domaine tout particulièrement, les imprécations, les procédures par trop technocratiques ou le recours aux modèles périmés de l'entreprise se révèlent à la fois inefficients et peu recevables. Il leur manque un enracinement moral, une sensibilité, une compréhension autre qu'opérationnelle qui puisse les inspirer, les animer et dès lors conditionner et justifier les modes opératoires ainsi attachés à une exigence de sens.

On le verra dans ce chapitre, se satisfaire de reformulations comme celle de « parcours de soin personnalisé » sans se doter des compétences et des moyens qui servent cette nouvelle représentation de la démarche soignante, c'est trahir une confiance et renforcer la défiance de ces professionnels qui, clivés par tant d'injonctions paradoxales, disent ne plus être en capacité de « parvenir au bout du soin ». Le « parcours dans la maladie » est aride, austère, périlleux. Il expose à des défis redoutés qui justifient des solidarités pratiques, ajustées dans la proximité d'une relation personnalisée (autre qu'un « parcours personnalisé »). Cela incite à revenir au vif de l'expérience intime de la maladie, à ses épreuves. Je retiendrai pour rendre plus explicite mon approche deux maladies représentatives de questions fortes du point de vue de nos responsabilités politiques à l'égard de la personne vulnérable dans la maladie : le cancer et la sclérose latérale amyotrophique (SLA).

Il convient de reconnaître nos responsabilités sociales à l'égard des personnes vulnérables dans la maladie, et de surcroît encore exposées aux représentations inquiétantes d'une affection grave, « de longue durée », assimilée à la souffrance, à l'altération du corps, et souvent à la mort. Selon quels principes et procédures concevoir un « parcours de soin personnalisé » compris comme l'itinéraire d'une vie respectée dans sa dignité, reconnue dans ses projets et dans son besoin d'appartenance, d'existence sociale face à cette forme épuisante et humiliante de

survie que certaines personnes, à bout de forces, considèrent « indigne d'être vécue » ?

Il n'est pas rare de constater la teneur péjorative
et culpabilisante de certains discours attachés à la
maladie. Au mieux la personne aurait pu « surveiller »
ses habitudes et ses comportements afin de prévenir
la maladie, au pire elle doit assumer une responsabilité
personnelle dans l'apparition de celle-ci, y cherchant
un mode de résolution de conflits intérieurs, voire l'ob-
tention de « bénéfices secondaires ». Ces approches
paraissent inacceptables, constituant une mise en cause
douloureusement ressentie par la personne malade
ainsi jugée, évaluée, parfois même suspectée et dis-
qualifiée. Elle ne peut à aucun titre être tenue pour
« responsable » de sa maladie, en dépit de ce que
certains affirment encore sans prendre conscience du
caractère scandaleux d'une telle position. Cela paraît
d'autant plus nécessaire à évoquer que la maladie
grave porte sa propre puissance de culpabilisation.
Culpabilité de faire souffrir l'autre sans n'y pouvoir rien,
si ce n'est tenter de lui dissimuler ce que l'on éprouve.
Culpabilité de subir et de faire subir, de n'avoir parfois
pour seule forme de maîtrise que la faculté de relati-
viser, de minimiser la perception du mal afin de tenter
d'en épargner l'autre. La relation s'en trouve souvent
dénaturée, dès lors que la dissimulation, l'esquive ou
l'atténuation semblent l'exercice imposé afin de ne pas
affecter le lien que l'on souhaite préserver avec l'autre
en dépit des circonstances.

Cette humilité contrainte de la personne malade, faite
notamment du renoncement à exprimer ce qu'elle est, ce
qu'elle vit et ce qui la blesse, peut être éprouvée comme
une humiliation dont on ne se remet que difficilement ; la
personne vulnérable est dans de multiples circonstances

mise en demeure de justifier son existence, de prouver par sa résolution et son courage qu'elle demeure toujours attachée à sa vie et qu'elle y consacre toutes ses capacités. La personne malade est encore souvent vue comme incapable d'assumer sa maladie, ou ne paraît pas assez éloquente dans sa volonté de lutter. C'est comme si on idéalisait la figure d'une personne constante, invulnérable et comme héroïque, indemne de ce que la maladie contamine, et de ce malheur souvent plus pernicieux que le mal lui-même.

L'éthique médicale nous apprend la valeur d'une position de résistance aux préjugés et aux jugements inconsidérés. Reconnaître la personne dans ce qu'elle est au-delà de sa maladie consiste à la maintenir dans le cadre d'une relation respectueuse et bienveillante. Son attente est celle d'une sollicitude.

Lutter de manière constante contre une maladie grave constitue un engagement de chaque instant, partagé entre le temps de l'attente, du soin, où la personne s'efforce de récupérer, et ces moments où l'on tente de préserver ce qui peut encore l'être, notamment une certaine sociabilité. Nos solidarités auprès des personnes malades ne sauraient se limiter au suivi médical de leur maladie. Vivre une maladie, c'est être en mesure de se maintenir dans une position sociale digne, non dépendante de mesures minimales peu adaptées aux attentes et aux besoins des personnes. Relevant du registre de l'« affection de longue durée », la maladie doit être accompagnée en tenant compte des fragilités auxquelles la personne et ses proches sont confrontés. Pour combattre, il convient de bénéficier de conditions d'existence qui ne soient pas affectées par la précarité économique et la désaffection sociale. Mais il y a également à envisager l'« après », le retour au quotidien, à la vie relationnelle, à des activités. L'équité est mise à mal, quelles que soient les vertus d'un système de protection sociale qui a ses limites. Les personnes malades éprouvent trop souvent les discriminations sociales, des abus caractérisés considérés comme une forme de relégation, de perte de dignité, voire de « mort sociale ». Le constat est unanime : le parcours dans la maladie est entravé par une multitude d'obstacles de toute nature à franchir. Les discriminations sont flagrantes, tel employeur s'interrogeant sur l'aptitude d'un retour à l'emploi, l'assureur ou le banquier sur l'opportunité de répondre favorablement à la demande d'une personne qui aspire simplement à reprendre le cours normal de son existence. Le concept de « droit à l'oubli », si souvent évoqué de nos jours, est recevable en termes d'espoir et de revendication politique désormais reconnus par le législateur dans la loi du 26 janvier 2016 de modernisation du système de santé. Les avancées biomédicales sont parvenues à la guérison de maladies qui jusqu'alors pouvaient permettre au mieux une rémission. Toutefois la maladie ne s'oublie pas, elle marque en profondeur. Ce à quoi aspire la personne, c'est, après la menace vitale, ne pas être assujettie à une menace sociale qui affecte sa capacité de retrouver une position indemne au sein de la société.

La maladie chronique renvoie dans certaines circonstances à la dépendance, à la médicalisation de l'existence, ne serait-ce que dans le suivi au domicile lui-même « médicalisé », avec des retours parfois précipités à l'hôpital jusqu'au moment où le « placement en institution » peut s'imposer[1]. Il est difficile de comprendre

1. Ces points seront développés dans le chapitre suivant : « Ceux que nous reléguons ».

la solitude, le sentiment de rejet et de perte d'estime de soi ; ces souffrances éprouvent la personne ainsi ramenée à l'état de maladie, au point parfois de refuser cette survie insupportable et de revendiquer qu'il y soit mis un terme ! De même, ce n'est que récemment qu'a été prise en considération la fonction essentielle du proche, souvent le conjoint ou un membre de la famille, assigné à un rôle d'assistance, avec de rares moments de liberté lorsque les professionnels interviennent au domicile. Sa fonction déterminante n'est pas appréciée et soutenue à sa juste mesure.

Nos dispositifs parfois innovants sont en fait encore trop carentiels, et il paraît contradictoire de s'efforcer de *traiter* la maladie sans prendre en compte l'accompagnement social de la personne malade. Ce déficit du point de vue de nos solidarités est révélateur, dans trop de circonstances, d'une indifférence, pour ne pas dire d'une incurie, qui interroge notre volonté de soutenir réellement les plus vulnérables parmi nous. Les missions assumées par les associations ne sauraient répondre à elles seules aux besoins ainsi exprimés. Un effort de solidarité s'impose à tous les niveaux de la société. Reconnaître et préserver la dignité, les droits et donc la citoyenneté lorsque le lien social semble altéré par la maladie relève d'une obligation qu'il convient d'affirmer de manière explicite dans une perspective résolument politique.

La chronicité d'une maladie pourrait être ressentie comme le privilège de pouvoir bénéficier d'années conquises sur la vie pour autant que les avancées politiques et la mobilisation sociale permettent d'apporter des réponses adaptées aux évolutions que rend désormais possibles la médecine. Il s'agit donc de penser cet enjeu de société et de santé publique comme une des urgences politiques à imposer dans l'agenda des décideurs. La volonté de vivre ne peut pas se satisfaire des seules tentatives de survie.

Hier, la compassion

L'évocation du cancer et de la sclérose latérale amyotrophique – deux maladies représentatives du point de vue des circonstances auxquelles elles confrontent, des réactions qu'elles suscitent, des dilemmes éthiques et politiques abordés dans cet ouvrage – permet à la fois d'éclairer mon propos et de lui conférer plus d'humanité.

L'Observatoire sociétal des cancers nous rappelait dans un rapport publié en 2011, les conséquences humaines et sociales de cette maladie, ses enjeux politiques : « La vie du malade est jalonnée de nombreuses étapes administratives, souvent vécues comme une double peine ». L'Institut national du cancer constate également des inégalités de santé à la fois sociales, socioprofessionnelles et territoriales qui entravent l'accès à la prévention et aux traitements. Le contexte est pourtant favorable à des avancées thérapeutiques permettant d'améliorer le pronostic de certains cancers qui, parfois même, sont assimilables à une maladie chronique quand il n'est pas également question d'évoquer une guérison. Tout indique que les nouvelles approches en termes de génomique, de médecine « profilée » et « personnalisée » devraient à la fois nous rendre plus performants contre les cancers, tout en accentuant néanmoins les disparités, notamment du fait du coût de production de molécules efficaces pour certains et non pour d'autres. Selon quels critères seront arbitrés les choix d'attribution des traitements : l'âge, la faculté de contribuer personnellement au financement des traitements, les filières privilégiant ceux qui bénéficient de réseaux efficaces au détriment des plus démunis ? Qu'en sera-t-il des personnes qui échappent à ces approches prometteuses ? Le diagnostic préimplantatoire sera-t-il indiqué pour éviter que des personnes ne développent en naissant un cancer grave actuellement incurable ?

Nombre de questions éthiques et politiques sont ainsi posées pour cette maladie, transposables à d'autres. Elles ne sauraient relever de l'arbitraire de décisions prises sans concertations justes et transparentes. Quelles instances nous permettent aujourd'hui d'approfondir publiquement de tels enjeux ? Longtemps, les réalités du cancer en appelaient à une approche plutôt d'ordre compassionnel. L'inanité des traitements avec leur cortège de tentatives redoutables et pourtant vaines, les terreurs attachées à cette menace tapie au plus profond de notre conscience collective, les représentations de la « longue maladie » éprouvée dans l'isolement et le désastre ne suscitaient au mieux qu'une attitude de sollicitude, parfois entamée par l'effroi. Comme s'il fallait en outre craindre une forme de contamination, tant l'idée du cancer renvoie au concept d'envahissement, à la fois radical et irrépressible, qui laisse sans recours et ne peut qu'inciter à s'en éloigner.

Côté médecine et côté soin, cette maladie longtemps caractéristique de l'extrême et de l'insurmontable semblait justifier des approches allusives, dissimulatrices ; une relation distancée qui puisse autant que faire se peut préserver quelques apparences, mais également se satisfaire de décisions souvent prises à l'insu de la personne, ne serait-ce que pour lui épargner la confrontation au « pire ». Il convenait d'être protecteur à son égard, de lui épargner les vérités insupportables quitte à lui mentir, à lui refuser les « révélations » et les explications pourtant nécessaires à la compréhension de ce dont son corps témoignait pourtant. La gravité d'une maladie inexorable, accompagnée dans son évolution de symptômes douloureux, de mutilations destructrices, de souffrances indicibles autorisait les excès dans les expérimentations, ou alors les renoncements anticipés et le mépris, comme si elle exonérait les professionnels de la moindre exigence de dignité. L'exercice professionnel relevait de logiques et de dispositifs dans bien des cas approximatifs, inadaptés, précaires, tant l'impuissance thérapeutique imprégnait les mentalités et les pratiques, avec, parfois, des tentatives expérimentées aux limites du possible, voire de l'acceptable. Audaces dites de la « dernière chance », pour « faire avancer la science » et permettre un jour de « vaincre ce fléau », ou alors « par compassion » afin de ne pas donner l'impression d'abdiquer sans « avoir tout tenté » pour défier la fatalité. Il n'était alors que peu question des « droits de la personne malade », et certains témoignages incitent parfois à se demander si l'on soignait une personne ou alors « un cancer », ce qui en soi est révélateur de mentalités qui ont longtemps marqué ce champ si particulier de l'exercice médical.

L'éthique médicale relevait en de telles circonstances d'une sollicitude dans le soin ayant pour souci et pour vertu de maintenir une présence et de consacrer une attention à des personnes souvent reléguées dans un parcours improbable, sans autre issue que la mort à échéance rapprochée, accompagnée de souffrances intolérables. La mise à l'écart et la précarisation des personnes atteintes de cancer au sein d'institutions redoutées comme l'étaient les mouroirs se retrouvaient dans les services hospitaliers dont les équipes, à de rares exceptions près, faute de recours thérapeutiques et par convenance, consentaient à cette étrange culture de l'abandon, de la négligence et habituellement aux pratiques de l'euthanasie exercées subrepticement, comme un acte de délivrance confié à un soignant sans la moindre discussion. La violence ressentie du fait de ce cumul de carences en termes de prise en soin, de soutien, d'écoute vraie ajoutait à la sensation de marginalisation sociale, de perte de toute forme de dignité tant l'irrespect s'avérait constant dans cette dérive accablante.

La compassion relevant du registre de la charité aura parfois tenté, difficilement, de compenser la rigidité de postures médicales intransigeantes, la rigueur de prescriptions et de protocoles tenant aux idées du moment. À l'époque, des notions comme celles d'autonomie de la personne, d'information partagée, de consentement, de partenariat dans la prise de décision, de qualité de vie, de lutte contre la douleur, d'assistance en fin de vie étaient bien éloignées des préoccupations considérées comme essentielles. Elles auraient été même regardées comme incompatibles avec des pratiques procédant d'un autoritarisme hiérarchisé qui ne se discutait pas. C'est dire à quel point les mentalités ont évolué ces trente dernières années, notamment avec l'irruption de la parole des personnes atteintes de sida et la mobilisation de ceux qui se sont associés à leur combat. C'est reconnaître également à quel point, dans un contexte donné, la conscience d'un soignant peut s'habituer à des formes d'inhumanité, d'arbitraire ou de maltraitance, faute d'exemplarité, de discernement ou de référence à des valeurs supérieures.

Revendications « profanes »

Je l'ai développé précédemment, dans les années 1980 les militants du sida ont contribué à l'émergence d'une autre figure de la personne malade reconnue dans son expertise, ses aspirations et ses droits, notamment à travers la politisation d'un enjeu de santé publique[2]. Ils ont imposé d'autres légitimités, d'autres savoirs, d'autres pratiques. La relation à l'autorité médicale en sera profondément modifiée, de même que s'imposera l'expression d'une demande forte de prise en compte de la personne malade au-delà de ses soins, d'un point de vue humain et social qui tienne compte de ses conceptions personnelles et de ses préférences.

Jusqu'en 1998, date des premiers états généraux des malades du cancer[3], les médecins et les chercheurs étaient seuls à s'exprimer à propos du cancer et à être reconnus dans une autorité d'autant plus forte qu'elle concernait une « maladie mortelle » qui frappait l'imaginaire et s'éprouvait davantage dans la soumission à l'ordre médical que dans un esprit de concertation. Leurs propos se partageaient entre le constat des limites de leurs traitements et les espoirs, malgré tout, du fait

---

2. Voir notre chapitre « Sida, une mobilisation ».

3. Organisés par la Ligne nationale contre le cancer. En 2000, une nouvelle session des états généraux a permis d'aller plus avant dans l'expression de revendications souvent reprises dans les différents « plans cancer » et intégrées aux dispositifs de l'Institut national du cancer (Inca).

d'avancées et de perspectives innovantes de nature à modifier à terme les pronostics, voire à envisager des rémissions et des guérisons. Les statistiques exhibées comme autant de victoires au cours des congrès internationaux, les « effets d'annonce » portant sur les « voies prometteuses », voire les « étapes décisives » participaient d'une modification des perceptions de la maladie. D'un point de vue sociétal, tous les moyens nécessaires devaient être mobilisés afin de permettre aux scientifiques de mener à bien leurs projets de recherches, et ainsi aux cliniciens de disposer, demain, de stratégies efficaces. Progressivement, certaines formes de cancer franchissaient le seuil qui permet d'évoluer de la maladie aiguë vers la maladie chronique. C'est dans ce contexte et comme pour marquer une rupture, manifester une volonté de reconnaissance, que fait irruption la « parole profane » de la personne malade, cette expertise spécifique jusqu'alors indicible ou inaudible qui devenait possible et recevable. En d'autres termes, cette part humaine de l'expérience de la maladie dont on commence à considérer que lui accorder une importance se révèle tout aussi nécessaire que de se consacrer à la recherche et aux traitements. En effet, il y va de leur acceptabilité. La capacité d'initiative que la personne est susceptible de concevoir et d'assumer dans sa lutte contre la maladie va ainsi constituer un enjeu déterminant.

Les états généraux des malades du cancer ont ainsi fait émerger de manière publique une aspiration forte, alors trop ignorée, bien que déjà portée dix ans plus tôt avec détermination par les malades du sida. Être en capacité de « vivre la maladie » procède pour beaucoup d'une reconnaissance de droits effectifs d'autant plus nécessaires lorsque les circonstances les mettent en péril. Comme ce fut le cas en 1990 dans le cadre des états généraux du sida, des revendications d'une grande intensité se sont exprimées avec émotion au cours de cette rencontre inédite d'où a émergé une forme de « communauté de destin », cela en dépit de la difficulté d'exposer publiquement ce qui relève de l'intime, de la sphère privée. Il ne s'agissait pas d'énoncer des demandes individuelles mais d'exprimer un même souci du bien commun, de viser à plus de solidarité et de justice dans l'accès aux traitements ; à plus de loyauté, de disponibilité, d'écoute, d'information et de partage dans le parcours de soin ; à davantage d'attentions et de compétences dans les traitements et l'anticipation des effets secondaires ; à une concertation nécessaire dans l'inclusion dans des essais cliniques et un accompagnement adapté ; à un véritable dialogue pour arbitrer toute décision complexe ; à un plus grand respect du corps, notamment à la suite d'interventions qui le mutilent ; à l'atténuation des douleurs et à la prise en compte de la souffrance ; à l'aménagement de moments de répit ; à l'anticipation des conditions de vie au quotidien ; au soutien des proches ; aux dispositifs atténuant les conséquences économiques, les précarités liées à l'interruption ou la perte d'un emploi, mais également aux politiques de retour à la vie professionnelle et de lutte contre toutes les formes de discriminations ; à une nouvelle approche de la responsabilité soignante lorsque les traitements échouent, ce qui nécessite le recours aux soins de support et aux soins palliatifs dans un contexte attentif à ce que la personne veut profondément. Je n'évoque ici que quelques points forts qui justifieraient des développements.

De telles exigences ne concernent pas exclusivement le cancer et font apparaître une autre réalité, celle de la maladie chronique qui sollicite des réponses éthiques et politiques en termes de mobilisation des intelligences, des compétences, des moyens et des solidarités. Cette préoccupation concerne également la continuité d'un suivi médical plus complexe avec les évolutions scientifiques qui bouleversent les théories et les pratiques. C'est particulièrement le cas avec le séquençage génomique à haut débit. Il convient d'appréhender autrement les stratégies de prévention, le « dépistage ciblé de la maladie », l'accès au diagnostic, l'annonce, les réunions de concertation pluridisciplinaire (RCP), la définition des modalités du traitement avec la personne, les différentes phases du soin à l'hôpital ou à domicile, les aspects quotidiens du vécu de la maladie, « après », sous ses différentes formes. Il en va de même s'agissant de l'évaluation des compétences, de la pertinence scientifique des procédures, de la qualité et de la cohérence des dispositifs, de l'effectivité des relations entre les hospitaliers et les intervenants de proximité en ville, de l'accessibilité des professionnels référents en cas de besoin. Seule une concertation pluridisciplinaire, menée en étroite association avec la personne et parfois ses proches, permet une approche globale respectueuse de la diversité des enjeux et des circonstances du « parcours dans la maladie ».

Dès lors que l'excellence est promue comme valeur supérieure par des structures de référence et que l'exigence de justice s'avère fondamentale dans le respect du « droit des malades », est-il acceptable de limiter à certaines personnes (selon quels critères ?) le bénéfice d'une thérapeutique, faute de moyens adaptés ou du fait d'une restriction dans les capacités de traitement ? Les listes d'attente inacceptables, ne serait-ce que pour une première consultation, les filières favorisant les personnes évoluant dans un contexte favorable au détriment des autres, le transfert des personnes vers des équipes ou des praticiens au niveau de compétence peu homogène, nous conduisent à nous interroger sur les principes promus par l'idée de « démocratie sanitaire ». Plus encore, ces dysfonctionnements et ces carences sont préjudiciables aux personnes les plus vulnérables face à la maladie. L'accès aux mesures de prévention et de dépistage est lui aussi conditionné par des facteurs d'ordre socio-économique à l'origine d'injustices flagrantes. Pour certaines personnes en situation de précarité ou éloignées de dispositifs sanitaires, la maladie est parfois diagnostiquée si tardivement que l'accompagnement se limite aux soins palliatifs ! N'est-il pas en de telles circonstances des enjeux éthiques tout aussi considérables que le respect du secret, l'exigence de vérité ou le souci du consentement ? Notre démarche éthique n'est aujourd'hui justifiée et recevable que pour autant qu'elle affronte les véritables questions.

Face aux excès et à la démesure d'une confrontation de chaque instant, à mains nues, inégalitaire, ressentie comme injuste, les pensées et les espoirs auxquels se rattacher s'avèrent pauvres en certitudes. À cet égard, la notion de « double peine » permet de mieux comprendre d'autres dimensions de la maladie qui ne relèvent pas de la sphère médicale, de la compétence des professionnels intervenant à l'hôpital et au domicile. Il paraît essentiel de démédicaliser le vécu de la maladie, de le « socialiser », de le comprendre en termes de solidarité et d'inclusion. Dans cet esprit l'attention politique doit s'exprimer dans le cadre d'une concertation publique courageuse et constructive qui incite les uns et les autres à mieux comprendre le sens d'une responsabilité partagée, vécue et assumée ensemble.

Vivre et assumer l'instant présent

En 2008, j'ai répondu favorablement à la sollicitation qui m'était faite d'être président de l'ARSLA[4] car je pensais nécessaire d'intervenir, comme citoyen, auprès de personnes vulnérables, et avec elles, dans le parcours d'une maladie qui abolit tout recours thérapeutique dès son annonce. Pendant des mois, ces personnes malades vivent, jour après jour, l'atteinte de leur intégrité corporelle, lorsque leurs muscles perdent de manière inévitable la moindre capacité, au point de se paralyser progressivement, jusqu'à parvenir au stade de l'immobilité absolue, de l'incapacité de communiquer verbalement, puis de déglutir et de respirer.

Je suis impressionné par ce que représente l'affrontement constant à une réalité redoutable, complexe, difficile, qu'il convient de négocier, d'ajuster avec des capacités qui diminuent, s'étiolent, se rétractent jusqu'à complètement disparaître. S'imagine-t-on un instant ce que représente cet assujettissement à un travail de renoncement à soi – une forme de deuil précipité –, à la lucidité de se voir dépouillé de tout ce qui est constitutif de l'autonomie, de la liberté d'action, de la faculté de se projeter dans un avenir possible ?

---

4. Association de recherche sur la sclérose latérale amyotrophique.

Peut-on comprendre ce qui se vit dans ces moments d'impuissance et de détresse, éprouvés simultanément par des proches qui savent, eux aussi, que désormais le temps d'une présence qui leur est si précieuse est compté, et qu'il conviendra d'accompagner au mieux l'être cher dans cette forme de perdition si difficilement supportable ? S'imagine-t-on la vie au domicile, le dispositif à mettre en place afin de préserver la continuité et la qualité de vie, un bien-être minimal ; mais également ces retours à l'hôpital en phase de crise, la pose d'une alimentation artificielle lorsque la personne ne peut plus se nourrir directement, le recours au masque de la ventilation non invasive pour pallier les difficultés respiratoires ? Se représente-t-on les derniers temps d'une relation par la médiation d'une synthèse vocale qui se substitue à la défaillance de la parole et permet ainsi de manifester une dernière forme de présence au monde ?

Comme pour d'autres maladies éprouvantes dans leurs conséquences physiques et morales, ce que les personnes assument et endurent est à ce point inconcevable qu'*a priori* nous estimons que, personnellement, nous ne serions pas capables de l'assumer, voire qu'une telle vie serait indigne d'être vécue… Il nous faudrait pourtant tenter de cerner cette part inconnue, inimaginable ou négligée de l'expérience humaine poussée à ses extrêmes, là où des personnes déploient une force de vie hors du commun et parviennent au bout de leur parcours dans l'existence en s'efforçant de préserver ce qu'ils sont.

La SLA constitue un défi éthique total. De la suspicion de la maladie à son évolution souvent rapide et au cumul de pertes, de renoncements, d'atteinte à la dignité comme à l'intégrité de la personne, rien ne semble épargner celle-ci ou la soustraire – ne serait-ce que le temps d'un répit – à l'inéluctable confrontation aux limites : en matière de thérapeutiques, de soins, voire de soutiens. La réflexion éthique se révèle nécessairement humble, préoccupée d'anticiper les choix souvent délicats qui s'imposent progressivement, tout en s'efforçant de sauvegarder un espace de liberté non contaminé par l'intense menace d'une maladie qui surprend, déroute et risque de tout anéantir sur son passage si ne demeure pas une capacité de vigilance insoumise à ce qui inciterait à précipiter le renoncement.

Il s'avère toujours contestable et insatisfaisant de parler selon des généralités de ces réalités humaines et sociales d'un parcours dans la maladie ; une expérience toujours individuelle, singulière et vécue selon ce que l'on est, dans un contexte spécifique et à un moment déterminé d'une histoire personnelle. Nos représentations, elles aussi, ne sont que rarement conformes à ce que l'on découvre et décèle dans l'intimité de cette fréquentation troublante et incertaine d'une pathologie qui s'annonce avant qu'on en confirme le diagnostic, fracassant dans l'instant les acquis et les certitudes, bouleversant les repères avec pour perspective cette lancinante oppression qui tenaille l'intime et déjoue les premières tentatives visant à retrouver quelques certitudes auxquelles se rattacher. Les réponses ne sont jamais satisfaisantes tant la SLA suscite une crise profonde, la sensation d'une insurmontable rupture ou d'une déportation aux confins des habitudes, des attachements, des assurances, pour ne pas dire d'une existence percutée de plein fouet et que l'on découvre vulnérable, exposée à tous les risques sans qu'on puisse véritablement s'en prémunir. Il conviendra d'accepter de vivre dans l'attente, soucieux de préserver l'essentiel, d'aller au plus loin dans le maintien d'une autonomie, dans la persistance des capacités d'initiative, de relation, d'expression de soi.

Ce défi sollicite la faculté de se maintenir humain alors même que notre humanité risque d'être contestée, mise en cause, altérée, entamée, disloquée par les effets délétères de la maladie. Cette épreuve de la vérité nue, indécente, invivable, inacceptable en fait tant elle meurtrit et déshumanise, est avivée par le constat de l'extrême faiblesse des possibilités médicales, en dépit d'approches attentionnées mais démunies face à l'insurmontable. En ce domaine s'impose la perception de réalités disproportionnées, qui échappent à la logique, à la rationalité et contraignent soit à une position de lutte acharnée soit à l'errance jusqu'au bout, ne serait-ce que pour tenter d'échapper à cette fatalité qui s'abat sans que puisse être envisagée une issue favorable.

Cette présentation de la radicalité de la SLA n'a pour objet que de faire apparaître sans concessions la gravité de ces multiples circonstances bien souvent ramenées à l'expérience d'une tragédie individuelle et familiale. Les personnes malades en témoignent au même titre que leurs proches, ce qui pour autant ne saurait marginaliser la valeur exceptionnelle d'un engagement passionné pour mener une lutte exemplaire contre l'évolution de la maladie. Au cœur même de cette réalité dont j'ai évoqué la violence et les précarités, s'insurgent des personnes que rend proches les unes des autres une même volonté de mettre en commun les moyens pour eux disponibles afin de défier la maladie. Les stratégies de vie n'ont rien à voir avec la survie dès lors qu'elles sont envisagées comme un mode de résistance, de combat au nom des principes de dignité qui imposent leurs propres règles et suscitent, comme dans d'autres contextes de maladies, des formes exceptionnelles de solidarité humaine.

L'imminence d'un « pire », qui sans cesse taraude le quotidien et rend hésitantes les moindres tentatives, constitue le fait déterminant d'une maladie comme la SLA. On sait qu'au mieux certaines formes de la maladie diffèrent le temps d'évolution des altérations, mais que dans ses expressions extrêmes elle ne concédera aucune mansuétude à cette fuite en avant d'un mal qui prend possession du corps et plus encore de la vie jusque dans ses derniers retranchements. Le sentiment de détresse, de perte de toute confiance, d'exposition au cumul de menaces irrépressibles renvoie à la sensation d'impuissance, de dépossession d'une maîtrise de soi et des événements. C'est ainsi que s'insinue au plus profond de l'être la lancinante présence de l'idée de dépendance, à la merci de ce qui échappe aux tentatives de pondération, de modération, d'atténuation, livrant ainsi aux excès d'une souffrance globale.

L'approche des aspects sensibles de la SLA se trouve pour beaucoup représentative de ce que l'on constate d'extrême dans l'expérience de la maladie grave. Cette tension constante dans un contexte où l'urgence semble prévaloir sur toute autre forme de régulation possible imposerait comme premier impératif de restituer de la temporalité, de l'existence, du projet, là même où de telles considérations paraissent contestées, pour ne pas dire révoquées. Il s'agit de renoncer en quelque sorte à soumettre l'existence à l'instantané, à un immédiat précipité et confus, afin de retrouver la densité et la profondeur d'une histoire à envisager jusqu'à son terme, en dépit des représentations attachées à une maladie dite dégénérative. Cette position de reconquête, de réinvestissement ou même de repli dans un temps à nouveau habité et investi d'envies, de désirs et de créativité, représente l'enjeu supérieur dans la phase initiale de la maladie. Elle permet du reste aux différents partenaires engagés dans une relation complexe, de trouver progressivement les repères et la configuration indispensables à la nature très particulière d'un accompagnement fait de crises, de renonciations, d'acceptations contraintes, mais également de confrontations aux dilemmes de décisions redoutées qui, à un moment donné, ne pourront pas être évitées ou différées.

Chacun sait ou pressent, dès l'annonce de la maladie, ses significations, ses conséquences, même à distance d'un terme, d'une échéance dont l'appréhension imaginaire accule à l'impensable ou à l'irreprésentable d'une paralysie qui fige par phases successives le corps jusqu'à l'envahir totalement et l'étouffer. Une telle anticipation sidère et provoque un effroi à ce point insoutenable qu'il convient de déterminer des stratégies de nature à conférer une signification au temps encore épargné des ravages qui disqualifieront plus tard les dernières tentatives de sauvegarde ou de lutte. Les neurologues évoquent alors cette subtile distinction entre l'annonce de la maladie grave et son énoncé, entre la révélation d'une présence dissimulée, subreptice de la mort dans la vie, et l'expression loyale, factuelle, précise de ce qui se trouve être si délicat d'expliciter. On peut aussi être tenté de masquer ce qui ne peut se dire faute de mots humainement appropriés, à hauteur des circonstances. Que révéler d'une pathologie indescriptible et invisible aux examens, contrairement à d'autres maladies que l'on peut montrer et expliquer ? La SLA échappe à la rationalité, à la compréhension, tout en enveloppant jusqu'à l'oppression de ses signes précurseurs qui d'emblée obscurcissent la pensée, altèrent les contours et font basculer dans un vide sans fond où se dissipent les dernières certitudes qui subsisteraient.

Le difficile se situe dans cette disproportion que j'évoquais entre les vulnérabilités accentuées par l'évolution de la maladie et la radicalité d'un véritable précipité. Il laisse la personne et ceux qui sont à ses côtés dépourvus de la plus modeste prise sur les événements, si ce n'est la méticuleuse attention consacrée à la qualité d'une vie à ce point en péril et qui tient à des détails chaque jour davantage dilués dans l'envahissement qui prend possession, en bout de parcours, du tout de la personne.

Préserver la personne dans une certaine qualité de vie, c'est la confirmer dans la dignité d'une existence reconnue et estimée dans sa valeur propre, au-delà de ce qui l'affecte et la compromet. En termes d'éthique, la relation si étroite et douloureuse entre autonomie, perte d'autonomie et dépendance progressive, apparaît comme l'aspect déterminant d'une nécessaire et constante négociation au cours de la maladie, entre des partenaires assurés de la qualité et de la pertinence d'un lien de confiance invulnérable à ce qui peut à tout instant le pervertir ou le disloquer. Leur dernière liberté tient pour beaucoup à la capacité d'assumer l'instant présent dans sa plénitude, tout en demeurant fidèles aux valeurs qui les inspirent.

Ces réflexions portant sur la SLA et ces aspects de la dépendance dont il convient de saisir ce qu'elle signifie dans le parcours de l'itinéraire étrange, incertain

et parfois extrême que constituent à la fois l'expérience et les épreuves de la maladie, ouvrent aux
approfondissements nécessaires proposés dans le
chapitre suivant.

CHAPITRE 5

CEUX QUE NOUS RELÉGUONS

Les trop âgés

Si les fragilités et les vulnérabilités dans la maladie ont été déjà abordées à différentes reprises, il me paraît cependant nécessaire de les reprendre de manière plus immédiate, dans le prolongement des approches du sida, du cancer et de la SLA, mais sur d'autres versants encore inexplorés. Il ne saurait en effet être possible de saisir l'essence même des valeurs du soin sans cette exposition à la réalité de la maladie, ce dont il sera également question dans le chapitre suivant. J'ai retenu dans cette exploration des circonstances qui, du point de vue de la conscience soignante, me paraissent significatives d'enjeux sollicitant une vigilance particulière au même titre qu'une faculté d'adaptation et donc une résolution insoumise aux idéologies délétères : la vieillesse, les handicaps et certains aspects des maladies assimilées au processus de démence. Confrontée aux limites des pouvoirs de la médecine, de quels principes peut encore témoigner une attention soignante respectueuse d'une personne affectée dans sa faculté d'exprimer ce qu'elle est, de faire reconnaître ses préférences et ses droits, de bénéficier d'une bienveillance dont on ne sait plus au juste de quelle manière la lui manifester ? D'un point de vue politique, comment comprendre nos solidarités et les assumer ensemble, dès lors qu'elles concernent des vulnérabilités existentielles qui ne peuvent nous laisser indifférents, pour autant que l'on saisisse ce que recèle de richesse une relation, même énigmatique, maintenue comme un engagement de vie ? Un pacte, en quelque sorte, qui nous lie et nous relie l'un à l'autre. En dépit de conjonctures extrêmes, de dilemmes et de limitations dans les capacités d'intervention, la règle s'impose à tous comme un principe qui nous permet de faire société : jamais l'autre n'est abandonné sur le chemin, jamais il ne saurait être laissé à sa solitude. Là également, les valeurs du soin éclairent celles qui nous permettent de faire société.

Il importe de saisir le sens de nos responsabilités à l'égard d'une personne vulnérable dans la vieillesse. Ses droits ne tiennent plus parfois qu'à l'attention qui lui est témoignée, à la persistance d'un environnement propice à son bien-être, aux soins qui lui sont consacrés. Notre exigence doit ainsi être constante dans l'anticipation concertée, au moment opportun, des décisions importantes, et tout autant dans les actes du quotidien, ces instantanés de l'existence dont la signification gagne en profondeur lorsque désormais le temps semble s'épuiser dans ses promesses, du moins ne plus consacrer ses possibles qu'à des choix de vie préoccupés de l'essentiel. Certaines aspirations d'hier se sont avérées vaines ou ont perdu en consistance, en intérêt ; d'autres considérations s'imposent, à la fois intimes, subtiles, plus urgentes que jamais dans l'envie d'un accomplissement que risquent toutefois d'entraver des fragilités existentielles souvent redoutées.

La délicatesse d'une attention au creux d'une nuit d'insomnie, le bras qui soutient une marche incertaine, cette présence bienveillante qui rassure face aux peurs, sont alors d'autant plus importantes que le vieillissement confronte à des transformations, des ruptures, des pertes profondes. Le goût de vivre, les attachements, les passions s'estompent parfois ou alors perdent en force d'attrait, au point d'aboutir à une crise identitaire que certains ne parviennent pas à surmonter. Épreuve de la déroute, de la sensation d'inutilité, d'une forme de marginalisation qui incite au retrait, au repliement, à un isolement si proche du renoncement.

Dans trop de circonstances, au domicile comme en institution, la condition de la personne âgée renvoie au sentiment de disqualification induit par un cumul bien vite insupportable de négligences, de dédain, de manque de considération et donc de reconnaissance comme de respect. Être ainsi ignoré ou méprisé en tant que personne, révoqué en quelque sorte de son statut social parce que « vieille ou vieux », stigmatise au point d'être contraint soit à la passivité d'une dépendance extrême, soit à la résistance, ne serait-ce qu'en revendiquant une autonomie qui peut s'exprimer dans une position rebelle d'opposition ou de marginalisation volontaire. Le choix est en fait exigu entre une certaine forme de concession vécue comme l'anéantissement de ce qui prévalait jusqu'alors, ou alors le courage d'une revendication de soi et de ses aspirations pouvant s'exprimer dans la protestation, au risque de susciter l'incompréhension, voire l'hostilité. L'idéologie du « jeunisme » ; l'idéalisation de l'image de la vitalité, du bien-être, de l'autonomie ; les critères de performance, d'efficacité et de rentabilité ; l'abandon de tout jugement critique aux logiques de la protection et de la précaution constituent aujourd'hui autant de déterminants opposés à toute démarche hors-norme. Elle dérogerait aux dogmes et règles du moment, et serait dès lors considérée comme transgressive, incompatible avec l'ordonnancement de notre « modèle social ». Le regard porté sur ces tentatives résolues et justifiées de préservation d'une continuité d'existence insoumise aux représentations du « grand âge » – souvent contestables en ce qu'elles témoignent de mépris ou d'inconséquence – en dit long sur une commisération ou d'une incompréhension indifférentes à des enjeux de liberté et de dignité. Nous devrions plutôt nous mobiliser aux côtés de ceux qui aspirent à vivre dans la plénitude cette autre part de leur histoire que les perspectives de la longévité permettent d'envisager aujourd'hui, du moins dans nos pays économiquement développés, comme une conquête dont il conviendrait d'apprécier la valeur.

Mais il s'agit également d'accompagner dans un cheminement parfois complexe une personne âgée dont l'état de santé s'intrique à tant d'autres déterminants d'ordre existentiel, affectif, psychologique et sociétal. La relation dans le « parcours de soin » – qu'il relève du sanitaire ou du médico-social – est dotée d'une portée exceptionnelle quand elle ne se limite pas à des considérations strictement médicales ou gestionnaires. Une histoire de vie ne s'interrompt pas de manière abrupte à un âge prescrit ou pour des raisons liées aux limitations d'autonomie et aux dépendances imparfaitement anticipées et compensées. Cet autre temps d'une vie doit être considéré comme celui d'une avancée aux confins des possibles, d'un aboutissement, plus que comme une conclusion. La démarche soignante, à cet égard, ne peut qu'être prudente, patiente, réceptive à l'attente de l'autre qu'il convient de solliciter, sans être intrusif, afin de soutenir ses motivations profondes et de l'associer aux choix qui le concernent.

Il est vrai que les critères habituels ou les évidences se trouvent être rarement satisfaisants dans une approche personnalisée et circonstanciée qui se veut respectueuse de la personne. La finalité d'un traitement ou d'un suivi social comme leur efficience s'examinent différemment lorsqu'interviennent des valeurs ou des enjeux qui priment pour la personne dans un contexte qui peut s'avérer limitatif. Au nom de quelle compétence est-on en droit de se substituer à elle, de la contester, y compris lorsque sa volonté s'exprime dans le refus d'un traitement qui lui paraîtrait insupportable ou vain, d'un suivi qui boule-verserait ses attachements et lui imposerait des règles inconciliables avec ce à quoi elle aspire ?

Poursuivre cette approche nécessiterait que soit convoqué le principe de justice bien souvent révoqué dans l'accès aux traitements indiqués pour des per-sonnes âgées. Une conception dévoyée de l'utilitarisme, à laquelle recourent de manière avantageuse les ges-tionnaires de la santé, induit des choix aléatoires, pour ne pas dire arbitraires, relevant tout particulièrement du coût de certains dispositifs techniques ou de molécules innovantes. Les mêmes cardiologues, néphrologues ou cancérologues accéderont à la demande d'une personne âgée motivée et soutenue par un environnement qui la soutient, alors qu'ils renonceront à proposer une option thérapeutique à la personne incapable, pour ce qui la concerne, de faire valoir sa cause, souvent solitaire et dépourvue de tout recours dans la vieillesse et la mala-die. Est-ce dans l'appréciation d'un seuil d'âge établi en fonction de critères à préciser, ou alors selon une

évaluation socio-économique, voire d'autres considérations relevant de l'arbitraire, que devrait désormais
relever le processus décisionnel en matière de santé ?
Le déficit à cet égard d'une réflexion argumentée et
transparente au sein de notre démocratie apparaît d'autant plus contestable que les évolutions biomédicales
mais également les conséquences de la longévité sur la
morbidité des personnes âgées – notamment du point
de vue des maladies neurologiques dégénératives –
imposent des arbitrages justes, rigoureux, pertinents
et incontestables.

L'engagement dans le soin relève d'un sens de la
responsabilité et du respect de l'autre. Au-delà des
quelques considérations qui précèdent, notre attention devrait porter sur ce qui détermine une personne
âgée à accepter ou à refuser un soin, non pas à s'estimer encore digne d'un soin mais à considérer que la
« dignité du soin » rejoint ou non sa propre exigence
de dignité. L'engagement dans le soin devrait toujours
être préoccupé de sa dignité, je veux dire de sa valeur
morale, de sa fonction de médiation dans une relation
de vie avec une personne exposée à davantage de
vulnérabilités, d'incertitudes et de souffrances qu'une
personne autonome investie sans autre préoccupation dans son quotidien. Dès lors qu'ils renoncent à
leur mission première, le soin et l'accompagnement
ne peuvent que dériver au gré des tendances ou des
contraintes, incapables alors d'assumer leur fonction
auprès d'une personne qui en attend plus que le soutien
indispensable à sa survie.

Il est évident que, face à la maladie, les personnes
âgées ne sont pas en position égalitaire, du reste comme
elles ne l'ont pas été auparavant dans leur histoire

personnelle du fait de leur situation sociale plus ou moins favorable à la responsabilisation individuelle, à la prévention et à l'accès aux soins. Le vieillissement de la population française avec son impact en termes de santé publique, notamment, tenant à l'incidence des maladies chroniques, des multiples aspects de la dépendance, imposerait une sensibilisation de la société à ces défis qui doivent être discutés et assumés dans le cadre d'une concertation publique qui fait, là également, défaut. Apparemment cette réalité bien tangible de la vie sociale ne trouve que difficilement la place qu'il conviendrait de lui reconnaître aujourd'hui dans l'agenda politique, alors que s'imposent des choix sociétaux et des dispositifs appropriés au regard de cette « transition démographique ».

La personne ne saurait être définie seulement par son âge, sa maladie ou ses dépendances, ramenée en quelque sorte à une condition déterminée par des caractéristiques, des facteurs et des considérations conjoncturelles, susceptibles d'amenuiser, voire de révoquer ce qui est constitutif de son humanité même. La singularité de toute expérience humaine ne saurait être déconsidérée ou niée, tout particulièrement lorsque la personne est affectée dans ses facultés cognitives, ses capacités décisionnelles, son autonomie[1]. Faute de quoi, dans une ultime revendication de son identité, elle se considérerait en devoir de refuser un soin et un accompagnement attentatoires à ce qu'elle est.

Du point de vue de la déconsidération sociale ou plus justement de l'incapacité de la penser, la personne handicapée suscite autant de préjugés et d'ostracismes que la personne âgée éprouvée par des altérations physiques

---

1. Ces aspects seront approfondis par la suite.

ou psychiques qui entravent son autonomie[2]. Cet aspect trop peu évoqué des fragilités et dépendances dans les débats de société – si ce n'est au cours de circonstances dramatiques – sera abordé dans l'approche de la personne polyhandicapée.

Dissemblables, comme étrangers à notre monde

Comment évoquer, dans un contexte social si peu accessible à cet égard aux approfondissements, la hauteur morale et la signification politique d'engagements assumés avec des personnes – ou en leur nom – trop souvent assujetties aux représentations de l'étrangeté, de l'absence, du manque, du déficit, de l'incompétence, de la dépendance ? Le handicap parfois porté à ses extrêmes, qui défie les possibles, sollicite une capacité de compréhension, d'implication, d'inventivité dont on ne soupçonne ni l'ampleur, ni la complexité, ni les significations ou la portée pour ceux qu'ils concernent de près, mais de même dans tant d'autres domaines du vivre-ensemble. Un courage également, une audace, une résolution car il n'est pas évident de considérer comme une impérieuse priorité de se consacrer à une « cause » si habituellement évitée, négligée, dépréciée au point, parfois, d'interroger les justifications mêmes d'un investissement attentionné. Les regards plaqués avec désinvolture, condescendance ou mépris sur les « réalités du handicap », les discours misérabilistes, administratifs ou gestionnaires, les attitudes distantes ou réprobatrices disent beaucoup de la mise à distance

---

2. Il en sera notamment question dans le paragraphe suivant, « Démences, effacement de soi et stigmatisation ».

de situations personnelles, avec leur impact familial, et d'enjeux qui, davantage que d'autres, devraient avoir part aux débats et aux choix de société. Ils sont révélateurs du cheminement encore nécessaire pour parvenir – comme c'est le cas dans certains pays – à franchir les obstacles des préjugés et favoriser des approches respectueuses de la personne intégrée, sans la moindre équivoque et avec des droits effectifs, à la vision politique d'une société responsable et solidaire.

Aux marges de nos systèmes de pensée, de nos convenances, de nos consensus circonstanciés, ces personnes polyhandicapées s'expriment autrement dans leur existence, avec leurs singularités, plutôt que du fait de leurs différences. Il importe donc de les estimer comme elles sont, parmi nous et selon la part qui leur revient, de plein droit, auprès des leurs et au cœur de l'espace public. Les notions de compassion, de commisération, de tolérance apparaissent incompatibles avec les valeurs d'humanité, de sollicitude et de justice.

Lorsque la démarche éthique et la responsabilité politique concernent l'engagement au quotidien auprès de personnes entravées dans leur faculté d'autonomie, elle ne peut se satisfaire de considérations inconsistantes, de pétitions solennelles abstraites du réel, de l'immédiat, de l'urgence. Il s'agit, avant toute autre considération, de tenter de préciser les contours et les règles d'une approche respectueuse de la personne, alors qu'en tant de circonstances il convient nécessairement de se substituer à ses limitations. Comment préserver cette attention indispensable à la rencontre de l'autre, dans son mystère, son secret, cet espace parfois impénétrable et qui cependant peut dévoiler, à travers une relation qui se construit dans la continuité, des parts subtiles d'intimité, des sentiments, des sensations, des préférences d'autant plus essentielles que leur expression est si délicate, ténue, incertaine ?

J'ai appris auprès de parents et de professionnels[3] la passion et la patience de l'autre, je veux dire cette disponibilité totale éprouvée parfois comme une vocation qui permet cette étrange proximité ou familiarité qu'il faut en quelque sorte à la fois conquérir, cultiver et préserver dans un environnement prévenant. En creux, demeure, obsédante, cette énigme qui parfois résiste à toute tentative de sollicitation et de réciprocité. En dépit de signes incertains, ténus, elle laisse démuni et affligé de cette incapacité du lien tel qu'on le souhaiterait, en quête dès lors d'autres approches, aussi relatives soient-elles, du moins en apparence. Comment envisager le vivre ensemble lorsqu'il tient à si peu, et comprendre que d'autres voies, d'autres modes de communication et d'échange sont possibles lorsque l'humain ne déserte pas ? Ce caractère à ce point infime et précaire des possibles, à repenser jour après jour, contraint à l'humilité. Il n'en rend que plus précieux ces moments d'une histoire qui s'édifie, s'élabore, prend racine et surmonte tant d'obstacles.

J'ai également découvert des histoires humaines, une expérience, des émotions qui, la rhétorique et les semblants n'étant plus de mise, révèlent une sensibilité, une pensée particulières. En fait, une intelligence de l'ineffable. Sa signification est d'une intensité telle qu'elle porte une capacité de compréhension et d'ouverture saisissante. Comme si penser aux extrêmes, aux limites, là où les convictions, les évidences, les habitudes, les conventions se trouvent être à la fois inopérantes et inconvenantes,

---

3. E. Hirsch, E. Zucman (dir.), *La Personne polyhandicapée – Éthique et engagements au quotidien*, Toulouse, Érès, 2015.

favorisait une capacité de dépassement, d'élévation – une certaine liberté qui permet de reconsidérer les acquis et de reformuler des lignes d'horizon, des perspectives qui bouleversent nombre de nos conceptions. Cette mise à l'épreuve de ce qui nous rassurait jusqu'alors dans nos jugements et nos prises de décisions a valeur d'exercice philosophique : elle modifie nombre de nos représentations, de nos hiérarchies, de nos impératifs. Il convient d'avancer dans l'esquisse d'une culture hospitalière à la personne polyhandicapée et à son environnement de vie. Il est évident qu'il s'agit de « donner voix » sur la scène publique à ces engagements exceptionnels de parents, de proches, de professionnels ou de militants associatifs, soucieux, certes, de la personne avec ses vulnérabilités liées au handicap, mais tout autant de donner à comprendre cette conception de l'engagement éthique, de la fraternité et de la solidarité.

Au-delà des traitements médicaux, des si pénibles tentatives de réadaptation ou de rééducation, du suivi au long cours dans le soin au domicile ou en institution, accompagner la personne et ses proches dans le parcours du handicap ne peut se comprendre qu'en termes d'exigence politique. Par quelles approches et quelles évolutions dans nos mentalités et nos pratiques, parvenir en effet à reconnaître une citoyenneté, une appartenance et une existence dans la cité à des personnes si habituellement contestées en ce qu'elles sont, exclues des préoccupations urgentes, acculées à un statut précaire, survivant à la merci d'une condescendante charité publique ? Cette absence trop habituelle d'un regard, d'une attention vraie – si ce n'est dans l'espace relativement confiné du domicile ou d'institutions spécialisées –, est révélatrice d'une incapacité à saisir la richesse que recèlent ces existences.

Les réalités du handicap sollicitent une prévenance qui trop souvent semble faire défaut. Comment comprendre l'accueil, la reconnaissance, la position parmi nous de personnes indispensables en ce dont témoigne de notre humanité leur présence parfois énigmatique ? À contre-courant des évidences sommaires et des conventions sociales, s'imposent à nous la dissidence et l'expression rebelle de ces personnes inquiètes à chaque instant, quand elles le peuvent, de la continuité d'un fil de vie, revendicatrices d'un espace de liberté, d'expression de soi au-delà de ce que sont les entraves, les limites oppressantes, y compris lorsque les mots sont indicibles, murés dans l'immobilité et le silence, parfois évoqués par un regard qui ne trompe pas et révèle l'étrangeté d'une sagesse défiant nos certitudes.

Le handicap diffère de la maladie dont il peut être l'une des conséquences. Pourtant il est habituellement assimilé aux dépendances et aux pertes d'autonomie qu'une maladie ou son évolution induisent. Je demeure fasciné par ce que des personnes handicapées, leurs proches et aussi ceux qui maintiennent une présence auprès d'eux, affirment d'un attachement à l'existence, d'une confiance et d'une résolution irréductibles aux négligences et à la détresse. Ils défendent un parti pris de vie et de dignité, à travers une position de contestation de la fatalité qui imposerait ses règles. Ils protestent face à l'épreuve d'une confrontation de chaque jour aux représentations sommaires, péjoratives, discriminantes, aux injures trop fréquentes de notre société à l'égard de la personne affectée d'un handicap.

L'exposition plus que la confrontation au handicap nous surprend, nous déplace, nous tourmente, nous saisit tant elle suscite une nécessaire capacité de réflexion, de retour sur soi, d'humilité, d'accommodement, de responsabilité à la fois intime et juste – d'une justesse, d'une rigueur, d'une vérité qui n'ont que faire d'une pauvre compassion, de ces solidarités contraintes et convenues qui se détournent de l'essentiel. Comment prendre et assumer une position au plus près de cette personne, donner à comprendre que sa cause est la nôtre ? La position de cette personne qui peut être entravée dans sa possibilité d'exprimer – selon les modes qui nous sont habituels – ce qu'elle recèle de richesse intérieure, ainsi que son besoin d'existence et d'intense partage, tient pour beaucoup à l'espace qu'on lui confère auprès de nous, dans nos existences. Qu'avons-nous à vivre avec elle si l'on estime que rien ne nous est commun, que l'étrangeté de sa manière d'être la condamnerait à demeurer étrangère à ce qui nous constitue ? Déplacée, imprévisible, en dehors des normes et déjà hors de notre temps, parce que vivant la dimension concrète d'un handicap qui l'assujettirait à une condition de dépendance, cette personne en deviendrait comme indifférente. Son existence ne nous importerait pas, ne nous concernerait pas. Elle n'existerait pas, si ce n'est, à bas bruit, dans l'invisibilité et aux marges de la société, dans la réclusion, là où rien ne saurait déranger nos convenances ni solliciter la moindre prévenance, dans un « entre-soi » évité et négligé, au sein de familles ou alors d'institutions repoussées dans cette extériorité qui les dissimule à la visibilité, à une authentique sollicitude sociale.

Il nous faut inventer des possibles, renouer avec l'humanité, reconquérir des espaces de vie, édifier ensemble un avenir, susciter des relations, vivre la communauté d'un espoir, exiger de chacun d'entre nous la capacité et la subtilité d'une attention. Il nous faut défier les indignités, les préventions, les peurs car elles contribuent à faire des personnes qui semblent nous être dissemblables ces étrangers qui nous deviennent indifférents, lorsqu'elles ne suscitent pas une hostilité portée à ses outrances jusqu'à leur contester le droit de vivre.

Apprendre l'autre, le découvrir, le reconnaître dans sa vérité et sa dignité d'être, c'est aussi envisager la rencontre inattendue avec ce que nous sommes, au-delà des postures figées ou des renoncements désastreux. On comprendra dès lors pourquoi j'ai tenu à implanter dans cette approche des fragilités et dépendances une réflexion consacrée aux maladies appelées « démences », c'est-à-dire à celles qui affectent le cerveau[4]. Il s'agit pour moi d'une préoccupation et d'un engagement qui ont gagné en consistance et probablement en profondeur lorsqu'en 2010, dans le cadre de mes responsabilités dans le champ de l'éthique, m'a été confiée la direction de l'Espace national de réflexion éthique sur la maladie d'Alzheimer[5], puis en 2014 celle de l'Espace national de réflexion éthique sur les maladies neuro-dégénératives[6].

Démences, effacement de soi et stigmatisation

Les maladies qui concernent ce terme scientifique si difficile à soutenir qu'est la « démence »[7] sont en progression de 22 % depuis 2010 : plus de 44 millions de personnes

---

4. Je n'aborderai pas ici les affections psychiatriques qui, du point de vue éthique, justifieront de ma part, du fait de tant de spécificités, de prochains approfondissements.
5. Plan Alzheimer et maladies apparentées 2008-2012.
6. Plan maladies neuro-dégénératives 2014- 2019.
7. Je décide de retenir ce terme, certes discutable du point de vue des représentations sociales et des stigmatisations qu'il suscite

dans le monde en sont atteintes, et elles devraient être 115 millions vers 2050. La France a su développer à cet égard des approches innovantes, soucieuses de la dignité de la personne et de ses proches. Encore est-il nécessaire d'aller plus avant et de mieux comprendre les enjeux humains et sociaux de ces maladies. Elles en appellent à une évolution de nos mentalités, de nos attitudes, de nos modes de penser le vivre-ensemble, à l'expression de solidarités pratiques témoignées envers ceux qui se sentent d'autant plus relégués dans le vécu de ces maladies ayant, entre autres effets, celui d'altérer plus ou moins intensément et de manière parfois irréversible leur autonomie, voire leurs capacités décisionnelles et relationnelles.

Les démences affectent les capacités cognitives de la personne, par conséquent le rapport à sa propre identité ainsi que les conditions de relation à l'autre et à l'environnement social. Les limites de l'efficacité des traitements actuellement disponibles (dans le meilleur des cas ils contribuent à ralentir l'évolution de la maladie ou à en atténuer les symptômes) font de l'annonce de la maladie une sentence difficilement supportable pour la personne ainsi que ses proches. Le projet de vie semble d'emblée soumis aux aléas de circonstances peu maîtrisables. Le parcours de soin, lui aussi, procède de dispositifs incertains et complexes ramenés dans trop de cas au dédale de procédures peu adaptées aux besoins immédiats.

(nous préférerions l'intitulé : maladies neuro-évolutives). C'est en le mentionnant dans un contexte qui neutralise toute connotation péjorative qu'on parviendra à le reconnaître autrement qu'en tant que désignation discriminante. Évoquer les maladies psychiatriques ou neurologiques dégénératives justifie, du fait même de la terminologie, autant de réserves qui incitent à la fois à la prudence et au courage d'en parler en toute clarté.

Ainsi, l'évolutivité de certaines formes de maladies neuro-dégénératives (MND) expose aux situations de crises et de ruptures qu'il est difficile d'anticiper et d'accompagner de manière cohérente et continue. Les représentations négatives de ces pathologies contribuent pour beaucoup à la solitude et à l'exclusion, aux discriminations mais également au sentiment de perte de dignité et d'estime de soi. L'incapacité d'assumer le modèle prôné de l'auto-nomisme, dans un contexte sociétal où l'individualisme et les performances personnelles sont valorisés, s'ajoute à l'expérience d'une disqualification éprouvée durement comme une « seconde peine » par ceux qui vivent une vulnérabilité d'autant plus accablante qu'elle accentue leurs dépendances. Les répercussions sur les proches se caractérisent par la sensation d'un envahissement de l'espace privé par une maladie qui contribue parfois à dénaturer les rapports interindividuels, à déstructurer l'équilibre familial, à précariser, ne serait-ce que par des réponses insuffisantes en termes de suivi au domicile ou d'accueil en structures de répit ou en institution. C'est dire l'ampleur des défis qu'il convient de mieux comprendre afin de les intégrer à nos choix politiques.

Ces maladies qui affectent le cerveau se caractérisent par une forme singulière de chronicité qui doit être prise en considération dans les dispositifs de notre système de santé. Comment penser un parcours de soins tenant compte des besoins des personnes malades et de leurs proches, suffisamment adapté et réactif pour répondre à des situations évolutives et parfois urgentes ? Comment faciliter la vie à domicile des personnes dans un contexte humain et social bienveillant ? Qu'en est-il de la poursuite d'une activité professionnelle, d'un projet de vie lorsque les premiers signes de la maladie se manifestent chez des personnes jeunes ? Par quels dispositifs maintenir la continuité de soutiens professionnels indispensables, en phase évoluée, de la maladie sans que le coût financier imparti aux familles accentue l'injustice ou incite à renoncer aux soins ? De quelle manière implémenter le recours aux nouvelles technologies susceptibles de compenser une progressive perte d'autonomie et de maintenir la personne dans un cadre de vie adapté à ses choix ainsi qu'à ses possibilités ?

Plus encore que les autres maladies chroniques, les maladies neurologiques dégénératives doivent mobiliser la capacité d'une société à créer des solidarités, appelant ainsi à une approche du soin moins strictement médicale et curative que préventive, accompagnatrice et en mesure de préserver les liens sociaux dans un contexte où la maladie peut affecter les facultés relationnelles de la personne. La fragilisation des repères identitaires et temporels génère chez la personne malade une forme singulière d'inquiétude et/ou de honte sociale au regard de la perspective d'un déclin toujours possible des capacités. Ces maladies sollicitent l'implication et la responsabilité des proches d'une façon particulièrement intense dès les premiers symptômes et l'annonce du diagnostic. Le sentiment d'abandon qu'ils éprouvent trop souvent encore conduit parfois à des situations dramatiques de précarisation, voire à des cas tragiques de rupture, et de maltraitance.

Parce qu'elles mettent en jeu, au-delà d'un savoir médical et technique, la capacité d'une société à maintenir et à adapter les solidarités concrètes entre citoyens, ces maladies représentent donc un enjeu significatif en termes de santé publique et de vie démocratique. Il apparaît dès lors urgent de faire émerger la cohérence d'une mobilisation adaptée. Elle ne saurait également négliger la cause des pays émergents eux-mêmes confrontés à la montée en puissance de ces maladies[8].

Au-delà de l'urgence d'attribuer à la recherche bio-médicale ainsi qu'aux dispositifs sanitaires et sociaux les moyens nécessaires à des avancées et à des adaptations nécessaires, il convient, en partenariat avec les associations et les différents acteurs concernés, de s'investir dans une dynamique de sensibilisation effective de la société. Il nous faut être ensemble, inventer une approche politique digne et courageuse, là où nos mentalités, nos représentations et nos quelques certitudes sont profondément remises en question.

Perdre en humanité

La personne affectée dans ses fonctions neurologiques pourrait-elle paraître si singulière, si étrangère aux signes évidents ou apparents de notre humanité, qu'elle en perdrait son statut d'autre ? La notion d'altérité fait ici écho à celle d'altération, tellement présente dans l'expérience d'une maladie du cerveau. Une telle perception de l'altération peut être assimilée à la dégradation, à l'indignité, à une perte de l'identité et à la dissipation des valeurs propres dont la maladie spolie. Ces déficits progressifs, cumulés, que l'on constate dans l'évolution de la maladie, constituent pourtant davantage un processus de transformation qu'une irrémédiable succession de ruptures. On peut, même si les recours sont actuellement limités, tenter d'intervenir afin d'en atténuer l'impact, ne serait-ce qu'en préservant les conditions d'un lien, d'un

---

8. Une prévalence de +/- 50 % de cas est constatée dans la population de certains pays n'ayant pas de système de santé efficient.

rapport sollicitant la personne dans ce qui demeure en elle irréductible aux affres de la détérioration mentale.

Faute de précautions et d'attitudes appropriées, la mort sociale de la personne est anticipée par des pratiques d'évitement ou d'exclusion. Une « culture de la démence », tout autant qu'une connaissance scientifique des processus démentiels, nous fait défaut au moment où la progression quantitative de certaines pathologies neurologiques dégénératives – comme par exemple la maladie d'Alzheimer et d'autres pathologies associées – est considérée en France comme un phénomène de nature quasi épidémique qui ne peut que s'amplifier du fait de la longévité de la vie et de la carence actuelle en réponses thérapeutiques efficientes. Notre rationalité semble prise en défaut et mise en cause dans ses facultés d'ajuster des approches acceptables de circonstances qui défient ses cohérences, ses logiques. À elles seules, les institutions de soin ne peuvent assumer la fonction d'une intégration de ces réalités humaines, là où les valeurs de solidarité sont sollicitées en des termes qui les provoquent et les astreignent au dur effort d'une démarche qui porte les possibilités d'initiatives novatrices et personnalisées.

Comment sauvegarder l'effectivité de la relation à l'autre, lorsque les références semblent inopérantes comme embrumées dans une sorte d'oubli où se maintiennent toutefois des îlots de souvenance ? Comment ne pas renoncer quand la réalité est ramenée au poids de telles souffrances, que l'on ne sait plus au juste de quelle manière appréhender la personne, se situer à son égard, lui témoigner une forme de considération, l'épargner de ce qui pourrait la destituer, l'annihiler et la détruire à ce point ? La rationalité marque ses limites, tant peuvent dérouter les attitudes, les demandes, les réactions, parfois même les actes transgressifs que ne contrôle plus la personne et qui affectent sa respectabilité. Quelles stratégies mettre en œuvre afin de surmonter ce sentiment de dépendance à la maladie, d'impuissance, d'affaiblissement des capacités d'initiatives alors que, paradoxalement, les obligations des personnes engagées dans un inconditionnel soutien deviennent, de ce fait même, plus amples et complexes ?

Notre humanité peut apparaître comme « contaminée » par la démence de l'autre, tellement distinct, séparé isolé dans son mystère – dans « son monde » – qu'il nous devient étrange, si différent au point d'inquiéter et de susciter la mise à distance. Son monde d'étrangeté est-il encore compatible avec ce qui est évident, habituel, familier ? Comment préserver, malgré tout, un lien, une cohésion, plus encore une attention fraternelle ? Auprès de la personne dépendante de manière si particulière, si étrange et radicale du fait de la démence, s'éprouve un double sentiment paradoxal : d'une part, celui d'une obligation complexe qui engage sans savoir au juste de quelle manière l'assumer, et d'autre part celui d'une limitation, d'une vulnérabilité, d'une faculté d'initiative réduite aux quelques tentatives de sollicitude dont on ignore la portée tout en voulant croire qu'elles favorisent la persistance d'un sens encore possible. Ce paradoxe constitue pourtant l'intrigue d'une relation en quête d'une réciprocité. Le soin peut ainsi s'envisager aux limites, aux frontières, là précisément où l'acte d'humanité a fonction de témoigner, malgré tout, d'engagements inconditionnels. Dans son humilité même et son peu de gratification, le soin retrouve alors sa signification de tâche primaire.

À un stade avancé de son évolution, la démence peut être perçue comme cet inexorable parcours aux extrêmes de la vie, marqué par l'imminence d'une mort qui entame à chaque instant ce qui demeure encore d'une existence. Comment préserver un rapport à la vie face au cumul de deuils, de renoncements et de pertes qui affectent la personne malade et ses proches, bien souvent dans un contexte social hostile, discriminatoire, fait d'incompréhension et de solitude ? Il importe d'être attentif à ces ultimes phases de lucidité qui confrontent la personne à une perception de ce qu'elle devient, avec l'angoisse profonde que recèle cette expérience de la dissipation, de la perdition. Rien ne nous indique au juste son degré de conscience, ce qui l'incite parfois à s'engager dans des stratégies d'évitement qui l'épargnent, autant que faire se peut, d'une insupportable souffrance.

Comment résister à l'anticipation de la mort et maintenir une relation, dès lors que les conditions mêmes de l'échange s'étiolent au point de se détourner de la parole et de renoncer à l'usage des mots pour tenter de dire ce qui ne sera plus compris ? Comment accepter, dans l'impuissance à faire encore comprendre notre considération, l'incapacité d'épargner la personne de ce qui affecte son humanité même et la destitue de son identité ?

La démence de l'autre accroît nos obligations à son égard. Nous lui devons une protection, mais plus encore une attention résolue qui puissent le maintenir dans la cohérence d'un lien et attester du caractère irrévocable de son humanité. Quelles que soient les tentatives très exceptionnelles qui mobilisent des professionnels et des proches afin de créer les conditions les plus favorables à l'hospitalité et aux soins, les réponses institutionnelles s'avèrent trop souvent insuffisantes, insignifiantes, négligentes quand elles ne sont pas désastreuses et humiliantes, inconciliables avec ce que devrait exprimer une exigence de dignité. Les sans-voix, les sans-droits, les sans-lieu souvent considérés hors champ de la santé, perdus quelque part entre les logiques du sanitaire et celles du médico-social, ne suscitent que les quelques attentions stimulées au gré des circonstances par des plans de santé publique, des initiatives publiques ou privées spécifiques qui demeurent précaires et ne contribuent que partiellement à l'évolution des mentalités. Les personnes malades qui le peuvent, leurs proches, les professionnels et les membres bénévoles d'associations à leurs côtés, témoignent de circonstances indignes d'une société moderne qui donne l'impression de ne plus savoir au juste selon quels critères hiérarchiser ses priorités et ses urgences. Comme si les personnes si fragiles et démunies dans la maladie avaient encore le temps d'attendre une sollicitude qu'on leur refuse trop habituellement ! Comme si elles pouvaient trouver en elles les certitudes, les lueurs de promesses qui les inciteraient à ne pas en conclure – tant qu'elles le peuvent encore – que leur place en société leur est refusée, et qu'il conviendrait « dignement » d'en tirer toutes les conséquences...

Je terminerai cette évocation des situations de démence avec leurs enjeux spécifiques, en consacrant un moment de réflexion à la personne atteinte spécifiquement de la maladie d'Alzheimer. Notre attention à son égard relève de comportements de rejet ou de déni qui affectent le lien social et stigmatisent parfois jusqu'à ceux qui s'investissent à ses côtés. Des interprétations tendancieuses contribuent à enfouir au plus profond de nos obscurités mentales et sociales des personnes ainsi affaiblies, démunies, totalement dépendantes de l'attention qui leur est ou non consacrée. Cette maladie en appelle ainsi à une vigilance qui confronte à la complexité de situations humaines toujours singulières, souvent douloureuses, paradoxales, énigmatiques et rétives à la seule délimitation de caractéristiques scientifiques, institutionnelles, voire intellectuelles.

Alzheimer, itinéraire de l'oubli

Cet inexorable processus de pertes, de déficits multiples et cumulés propre à la maladie d'Alzheimer aboutit à ce stade où l'humanité même de la personne peut sembler révocable parce qu'elle suscite équivoques et incertitudes, donc des peurs diffuses entraînant trop souvent des pratiques contestables. Il nous faut mettre en commun les mots et les actes quotidiens qui résistent à toute forme d'abdication, de renoncement et d'inhumanité. Des valeurs inconditionnelles déterminent notre vie en société ; je l'ai affirmé à plusieurs reprises, elles nous engagent à témoigner une attention particulière aux plus vulnérables parmi nous. C'est dire la dimension de responsabilité et le champ des obligations impartis aux différents intervenants engagés auprès de ces personnes et de ceux qui accompagnent leur cheminement. Ils sont, les uns et les autres, garants et médiateurs d'une exigence élevée de la solidarité et de la sollicitude. Quelles que soient les circonstances et les apparences, ne convient-il pas de préserver ce que signifie l'humanité d'une existence, de viser à lui épargner ce qui est de nature à la déqualifier, à la disqualifier de manière irrévocable ? Dans la relation tellement spécifique qui se construit jour après jour à travers le compagnonnage de la relation de soin, les valeurs à préserver relèvent essentiellement de la qualité du rapport tissé avec la personne, de cette alliance complexe et évolutive qui ne peut jamais se satisfaire de considérations seulement théoriques. Tout nous renvoie à la qualité d'actes quotidiens volontaires, constants et résolus, dans un contexte où l'idée même de maîtrise semble se convertir en devoir d'accompagnement. À la mesure et au rythme des évolutions propres à la personne, en toute lucidité et de manière cohérente, la préoccupation consiste à reconnaître et à maintenir les capacités qui demeurent, les facultés qui en dépit de leur progressive atténuation rendent encore possibles une évolution, un projet, aussi limitatifs soient-ils. En fait, il importe d'être réceptif à une attente complexe, très rarement explicite, qu'il est peu aisé d'honorer comme on souhaiterait idéalement le faire. Les obstacles rencontrés dans la communication, les contraintes de toute nature, y compris institutionnelles, ne favorisent pas toujours la capacité d'attention et d'écoute d'autant plus nécessaire dans un contexte par nature restrictif. Dans ces situations très particulières, la personne et parfois plus encore ses proches éprouvent – plus que tout – le besoin de reconnaissance, d'attachement, de considération et de réassurance.

Notre réflexion pourrait désormais être ramenée à quelques interrogations peut-être quelque peu théoriques. Qu'en est-il de la liberté humaine, dès lors qu'elle semble affectée par des altérations psychiques irréversibles qui provoquent une perte d'autonomie progressive évoluant jusqu'au stade de la dépendance extrême ? Comment situer la relation à l'autre alors que semble partiellement ou totalement compromise la faculté de réciprocité dans le cadre d'un véritable échange ? Qu'en est-il de la liberté d'appréciation dans les pratiques professionnelles et des critères sollicités dans la prise de décision, dès lors qu'ils concernent une personne entravée dans ses facultés d'exprimer ses préférences, de faire valoir ses droits, de consentir explicitement ? Qu'en est-il en pratique de l'expression de notre respect à son égard lorsque l'expression même de son humanité semble se dissiper et perdre en consistance, au point de la contraindre à des postures attentatoires à ce que serait sa dignité ? La personne atteinte de la maladie d'Alzheimer serait-elle à ce point différente et distante des critères attachés à l'idée d'humanité qu'elle en deviendrait, du fait de cette étrangeté, l'exclue des droits fondamentaux de l'homme ?

Il faut pouvoir se situer à la hauteur de défis qui nous sollicitent au-delà des seules compétences techniques, cela d'autant plus que les intervenants – notamment au domicile ou la nuit dans les institutions – sont souvent isolés sur le front d'un engagement qui épuise les forces et parfois même les meilleures résolutions. Ils sont en charge des conditions, des possibilités d'une relation et d'un projet de soin (mais également d'un « projet de vie ») que doivent encadrer des règles visant à préserver – dans la mesure du possible – la faculté d'expression et d'exercice d'une liberté, même fragmentaire, limitée. Le déficit ou la perte d'autonomie psychique ne sauraient justifier les renoncements, dès lors qu'il conviendrait au contraire de valoriser les capacités qui subsistent. Une véritable inversion des logiques et une mise en cause des habitudes semblent s'imposer. Notre conception des droits inaliénables reconnus à la personne constitue l'expression d'un engagement à son service, je veux dire pour servir son existence et sauvegarder ainsi son humanité même. Il s'agit donc essentiellement de se fixer l'objectif d'un projet d'accompagnement soucieux de l'accomplissement d'une existence jusqu'à son terme, au plus loin dans sa faculté d'être et de devenir dans un processus d'achèvement et peut-être de réalisation intérieure.

La personne affectée d'une maladie stigmatisée ne serait-ce que dans son assimilation à la notion de démence ne nous concerne-t-elle que comme un malade atteint d'une pathologie qui trop souvent déjoue nos stratégies thérapeutiques, ou alors comme ce membre à part entière de notre communauté humaine qu'il convient de considérer, de protéger en sauvegardant les conditions de son maintien au vif de nos préoccupations ? Énoncer de telles questions, c'est circonscrire le champ imparti aux interventions mais également le cadre éthique susceptible d'éclairer les choix et les positions à défendre. Il semble évident que faute de convictions parfaitement étayées et plus encore d'une réelle résolution partagée, rien ne pourrait justifier et structurer une présence effective auprès de ces personnes de nature à leur témoigner un inconditionnel respect.

Qu'en est-il de la justesse d'un soin, de l'équilibre à trouver afin d'éviter une médicalisation outrancière de la vie qui demeure, ou alors une errance institutionnelle équivalant à une situation intermédiaire entre vie et mort dont on ne saisit plus au juste la justification ? En phase évoluée de la maladie, où se situe la personne : encore du côté de la vie ou déjà dans les parages de la mort ? Comment prendre position et se situer pour lui témoigner la disponibilité d'un soin ramené parfois à la simplicité d'un *nursing*, d'une présence dont on ignore en fait la réelle portée ? Cette absence progressive en soi et de soi, de son vivant, est parfois perçue comme « la mort dans la vie », une insulte en quelque sorte à l'idée de dignité. Cela ne confère que plus de valeur à l'intelligence, à l'invention d'un soin qui assume sa fonction et ses missions en dépit de ce qui semble le réduire à si peu. C'est pourquoi j'éprouve tant de considération à l'égard de ceux qui portent le message de la vie et soutiennent un engagement de vivant à vivant, là même où le lien à l'autre menace de rompre à tout instant. Le soin témoigne ainsi d'une disponibilité active au service d'un semblable parmi nous. À l'engagement résolument éthique de ceux qui soignent, doit donc répondre la volonté solidaire d'une société plus attentive à ses responsabilités. C'est envisager dès lors une cohésion susceptible de préserver la personne atteinte de la maladie d'Alzheimer de ce qui menace d'abolir le sens de son existence au cœur de notre humanité.

Le chapitre qui suit permettra de saisir encore mieux l'essence de l'engagement soignant à l'épreuve de certains de ses plus hauts défis.

CHAPITRE 6

LE CHAMP DE RUINES
D'UNE DOULEUR SANS RÉPIT

Figure oppressive de la souffrance

« *Les niveaux de douleur sont multiples. Elle peut être totalement envahissante et transformer l'homme en quelque chose qui n'a plus de parole, qui n'est plus tout à fait humain. Le malade semble perdre son corps, il ne sait même plus où il a mal. Laisser un malade à "sa" douleur, c'est le comble de l'incompréhension du soignant. La parole compte, mais elle est délicate, il faut apporter des explications qui n'amplifient pas l'angoisse… Et puis aussi, il faut savoir recevoir des questions qui sont de vraies énigmes*[1]. »

« Quelque chose qui n'a plus de parole, qui n'est plus tout à fait humain. » N'est-ce pas à une vulnérabilité extrême – au point d'en devenir incompréhensible, incommunicable, insupportable –, que nous exposent les expressions de la souffrance ? Dénaturée, spoliée

---

1. Témoignage de T. D., infirmière.

de ce qui est lui est essentiel, l'existence est ramenée à la nudité, à la béance d'une sensation invivable. Constat brut, à vif, acéré, sans qu'une échappée ne puisse être envisageable, ou alors en ayant recours, par défaut et en désespoir de cause, à une sédation qui désormais peut être profonde, continue, pour ne pas dire terminale. Il est délicat de soutenir une approche spéculative de la souffrance, d'y chercher un sens, voire une valeur, alors que s'imposent à nous les figures du désastre et si souvent ce sentiment d'impuissance à consoler l'autre, à l'apaiser, à lui demeurer encore présent. Si la douleur se limite parfois à une phase transitoire, elle marque et entaille pourtant profondément le corps et l'esprit. Elle trace son empreinte indélébile et s'incruste au plus profond de la mémoire et de l'intime comme l'épreuve insurmontable, au point, parfois, d'anéantir les quelques certitudes ou les attachements qui permettaient de maintenir à bonne distance les plus fortes menaces.

Quelles valeurs soutenir encore lorsque le corps n'est plus que le champ de ruines d'une douleur sans répit ? Comment témoigner la sollicitude d'une attention à ce point inconsistante et fragile lorsqu'elle exprime une compassion vaine, ne parvenant pas à atténuer l'effroi, à préserver le fil d'une relation avec l'autre au moment même où il en éprouverait le plus nécessaire besoin ?

Revenons sur l'émergence de cette sensation oppressive de la souffrance qui s'amplifie dès le premier soupçon, dès cette inquiétude de l'inévitable. Penser le corps dans la maladie, dès l'exposition au regard médical, c'est s'efforcer d'anticiper et de maîtriser ce qui risque de se défaire, de dépersonnaliser, de perdre figure humaine dans un affrontement épuisant. Après avoir tenté quelques gesticulations désespérées comme pour échapper à une noyade, il est improbable qu'on parvienne à en sortir indemne, à préserver son intégrité, voire à y survivre. L'examen médical, c'est l'épreuve dont on peut sortir perdu, perdant, accablé du pressentiment d'un désastre. Un simple regard suffit à obscurcir l'horizon, à fissurer l'esprit, révoquant les illusions ou les résolutions qui avaient permis de surmonter le temps de l'attente précédant l'annonce. En quête d'un savoir nécessaire qui peut laisser plus démuni encore dès sa révélation, le corps est offert à l'exploration, livré passivement à la curiosité du regard indiscret, implacable, furtif, habitué, indifférent. Intrusion méthodique, minutieuse, oppressante car rien ne lui échappe, vécue avec la sensation d'un envahissement, d'une dépendance et déjà d'une acceptation contrainte. S'observer, comme extérieur à soi, mis à distance d'un corps soumis à l'investigation et à l'investigateur qui se l'approprie et nous en dépossède : ce rapport si particulier accentue l'étrangeté des circonstances et impose d'emblée une position en retrait de soi et des autres, renonçant déjà, comme s'il s'agissait d'une nécessité ou d'une règle imposée, à cette part d'identité personnelle où pourraient être puisées les raisons et l'envie de ne pas céder. Ainsi, se mettent progressivement en place les composantes d'une relation de soin marquée par ces premiers pas incertains, à la manière d'un cérémonial initiatique préfigurant les épreuves qu'il faudra braver dans le parcours de la maladie. Hors de tout lieu habituel et comme si le temps lui-même s'était rétracté, figé dans un instant insurmontable ou définitif, les repères font défaut pour tenter de consolider l'édifice que menace l'effondrement. Le regard tente de débusquer ce qui ne se dit pas encore, qui sera révélé plus tard, et que semblent suggérer l'intensité d'une palpation, une interrogation plus précise avant ce long silence méditatif pendant la rédaction du compte rendu.

Est-on humainement capable de ne se penser et de ne se représenter dans la maladie qu'en termes de souffrances, de mutilations, d'altérations, de renoncements n'ayant pour seule issue que la dépossession de soi, la séparation de ce qui était constitutif d'une histoire humaine, avant la disparition ? Qu'en est-il de la signification et du souci accordés aux modifications physiques, aux pertes de poids, amputations, handicaps, cicatrices, marquages du corps, aux fatigues et douleurs, aux dépendances à des traitements intrusifs, parfois insupportables, à ces signes de pertes, de deuils ? Ce cumul de stigmates affecte l'image corporelle, transforme, bouleverse et impose la présence visible, évidente, d'une maladie qui semble envahir et altérer au point d'abraser, de déliter, d'exclure de soi, de condamner à une forme d'errance perpétuelle. Qu'en est-il, dans un tel contexte, de l'expression du « souci de soi », de ce témoignage préservé d'une volonté de se maintenir encore estimable, estimé et désiré en dépit des circonstances ? Préserver une « figure humaine », n'est-ce pas tout faire pour circonscrire et contenir ce qui pourrait être ressenti comme une perte en humanité, ultime tentative d'affirmation d'une irrévocable dignité ?

Il convient de « s'efforcer », de « compenser », de « faire bonne figure », attentif, avant toute autre considération personnelle, à la représentation de soi aux autres qu'il conviendrait d'épargner d'une perception trop violente de la réalité éprouvée. L'idéal fixé à la personne malade serait de ne pas s'abandonner au cours de la maladie, de ne pas se résoudre à la fatalité, en fait de ne pas douter, résistant sans la moindre concession, pied à pied au nom d'une vertu qui relèverait de l'héroïsme.

Au-delà des visions si distantes des détresses profondes vécues dans la solitude d'une pensée qui renferme sur soi et sépare des autres, la possibilité d'une déchéance physique avec les visions d'effroi qu'elle suscite inquiète constamment au risque d'en devenir obsédante. Maintenir les apparences, tromper la maladie elle-même et dissimuler à ceux que l'on aime le visage altéré, le teint blafard, le corps décharné, les cicatrices ou les plaies qui ne cicatrisent pas, c'est un effort de chaque instant. Il est assumé avec la redoutable appréhension d'une confrontation à ce que l'on est physiquement devenu, à ce qu'on risque d'être ou de ne plus être, lorsque la vigilance n'aura plus de prise sur l'évolution du mal. Car demeure au plus profond de soi la terreur qui tenaille l'esprit sans trêve, jusqu'à l'avilir.

Le corps malade se décharne, ses formes s'étiolent, les traits se dissipent, au point de ne plus apparaître que comme l'esquisse en creux de ce qu'il aura été, le curieux reflet, la vague survivance d'une vitalité révolue. Un homme se peigne sur son lit devant un miroir qu'il tient péniblement à bout de bras. Des touffes de cheveux échouent sur le drap, s'amoncellent : « Je n'ai plus rien d'humain… Viendra le jour où je n'oserai même plus me regarder. Je ne serai plus visible, même pour moi… » Perte du sentiment d'être digne d'un regard, de sa douceur apaisante. Il a déjà renoncé à accueillir ses visiteurs dans sa chambre d'hôpital pour se réfugier dans la solitude et l'évitement des autres. Par pudeur peut-être, pour les préserver d'une inquiétante laideur qu'il éprouve intensément, comme indécente, d'une confrontation ou d'une exposition qu'il ne supporte pas ou ne veut plus infliger à ceux qu'il aime.

Une femme en traitement se dissimule le reflet de son visage. Elle ne se reconnaît plus dans « le désastre d'un tel chaos ». Invisible à sa propre perception et déjà comme retirée du monde, elle se prépare à l'oubli et anticipe l'absence. Rien n'y fera, y compris les gestes de l'affection, du réconfort, les caresses à même sa peau flasque, fripée et grise, altérée par la maladie. Humiliation du saccage d'un corps abîmé au point d'en perdre son identité. C'est la vie qui tire sa dernière révérence pour la livrer à la sensation physique d'une destitution puis d'une disparition.

Non seulement la maladie accable, mais elle s'en prend à tout, jusque dans les derniers replis et jusqu'au plus intime – c'est à ne plus être capable de soutenir ne serait-ce que la brièveté d'un regard, la fugacité d'un geste d'attention. Cette femme s'est comme dissimulée sous des draps d'un jaune fade, ajustés jusque dans ses replis aux formes d'un corps osseux. Je découvre son visage et l'effleure délicatement, pour tenter d'apaiser, de témoigner de ma présence dans la proximité du toucher. Triste sourire, pauvrement esquissé. Et cet adieu si difficile à prononcer. Peut-être une dernière confidence, ou alors des bribes de phrases pour se dire la stupeur, le désespoir et l'inquiétude ; la tendresse et la fraternité aussi qui demeurent malgré tout. Retour au stade de l'épure, avec une irrépressible sensation d'assèchement, d'accablement, d'incomplétude. Ne plus se reconnaître dans ce que l'on est condamné à vivre, ne plus s'accepter, ne pas être en capacité d'aller plus loin par manque de confiance ou par une insurmontable compréhension de la réalité qui s'obscurcit au point de disparaître…

Douleurs sans voix et sans issue

Être éprouvé par la souffrance affecte au point de dénaturer ce qui justifiait encore de persister et de lutter, je viens de l'évoquer. Cette menace constante, imprécise, indéfinissable, irreprésentable est prête à surgir à chaque instant. La personne est dépendante de ses excès, obsédée par cette présence lancinante qui la soumet. La souffrance accable, entrave, isole ; il importe d'en atténuer l'emprise, de l'apaiser. Cette confrontation solitaire épuise, mutile en effet au point qu'on préfère parfois l'issue de l'endormissement dans la revendication d'une sédation terminale. Peut-on survivre, préserver sa dignité, exposé à une souffrance ressentie comme « totale », pour ne pas dire absolue, car réfractaire à toute tentative d'assoupissement ?

Une existence dénaturée ainsi évidée de ce qui nous la rend supportable, digne d'être vécue, semble dépourvue de la moindre signification.

Le « droit de ne pas souffrir » est reconnu comme relevant d'une évolution législative majeure[2], dans la filiation de la Déclaration universelle des droits de l'homme[3]. Hier assimilée à une épreuve valorisée et rédemptrice, la souffrance cathartique avec sa consistance spirituelle s'est sécularisée, convertie au seul ressenti d'une

---

2. Code de la santé publique, article L. 1110-5 : « [...] Toute personne a le droit de recevoir des soins visant à soulager sa douleur. Celle-ci doit être en toute circonstance prévenue, évaluée, prise en compte et traitée. À cet effet, les professionnels de santé mettent en œuvre tous les moyens à leur disposition ».

3. Déclaration universelle des droits de l'homme, article 5 : « Nul ne sera soumis à la torture ni à des peines ou traitements cruels, inhumains ou dégradants ».

sensation d'ordre physiologique, et au-delà plus globale (psychologique, relationnelle, sociétale), médicalisée dans son approche. La personne espère d'une approche médicamenteuse antalgique qu'elle puisse atténuer son mal-être et restaurer une dignité elle-même endolorie. Parvenue aux confins de ce qu'elle pouvait endurer, elle livre sa douleur, en témoigne à la manière d'une supplique qui nous est confiée dans une demande d'apaisement et de consolation. Elle y consume parfois ses dernières forces dans un appel à l'aide qui trop souvent nous laisse démunis et restera donc sans réponse véritable.

Peut-on même se permettre un questionnement théorique, les dérives d'interprétations ou d'analyses, quand l'urgence révoque l'intérêt des disputations et met en cause les atermoiements ? Nous touchons là au plus profond d'une expérience intime, quasi mystérieuse. L'essentiel échappe, ce qui limite nos facultés de concevoir une réponse appropriée, cohérente, ajustée à une demande que l'on ne parvient que difficilement à cerner tant elle est ample et complexe. Notre présence doit se maintenir à hauteur de ces défis, y compris alors que l'on ne sait au juste comment et où se situer, de quelle manière intervenir avec justesse et respect. L'incommunicabilité de ce que ressent la personne, l'inanité de confier ce qu'elle aurait à dire, son sentiment d'enfermement, voire d'exil, nous éloignent, nous séparent au point de falsifier la relation et de la compromettre irrévocablement. Comment rétablir un lien et permettre la rencontre, ne serait-ce que pour lui signifier notre sollicitude ?

Aux extrêmes de la souffrance s'éprouve une sorte d'hostilité à ce que pourrait encore rendre soutenable un parcours de vie devenu invivable. La douleur assèche et plus encore abrase l'existence de ce qui la rendrait digne d'être vécue. Il convient – ultime recours peut-être – de restaurer un espace relationnel, de réhabiliter un possible que l'on aurait pu croire aboli, un fil de liberté ou une brèche, une vague lumière qui scintille dans le lointain. Cette exigence tient pour beaucoup à notre faculté d'imaginer que puisse être préservée une modalité de la dignité dans un contexte de violence qui disqualifierait les valeurs morales. Est-on crédible lorsque l'on y prétend malgré les évidences ? Est-on humain lorsqu'on y renonce ? Comment se situer autrement que dans le semblant ou dans la compassion d'un renoncement ou d'une assistance médicalisée à mourir ?

Douleurs sans voix et sans issue, lorsque la personne ne trouve même plus la force d'exprimer la moindre demande, de tenter une échappée, comme si s'habituer à la passivité contrainte imposait déjà l'exercice du retrait, de l'acceptation, de l'abdication. Comment comprendre ce qui éprouve l'autre s'il ne sollicite plus notre sollicitude, s'il y renonce ne serait-ce que pour ne pas avoir, de surcroît, à justifier une attente dont il pressent qu'elle est sans espoir parce que la juste réponse n'est plus envisageable ? Il a perdu toute confiance au point de se rétracter, de se réfugier dans un isolement impénétrable, une ultime protection. Il nous laisse impuissants ou alors seulement compatissants, à la mesure des doses d'antalgiques prodiguées pour que s'apaise de manière ponctuelle l'insupportable là où l'on ne sait plus à quels mots recourir pour tenter de soulager, de consoler. Ces médecines sédatives obscurcissent progressivement l'espace d'une rencontre encore possible, atténuent les aspérités, dissimulent les manquements, arasent sourdement. C'est déjà la vacuité, l'inertie, la stagnation et la prostration précédant la fin. Les derniers sursauts de résistance ou de rébellion se délitent, se dissipent et s'anéantissent, faute d'avoir la moindre prise sur le réel.

Ultimes convictions consumées dans cette confrontation inhumaine dont on sort mutilé, défait, évidé de la force d'exister. C'est pourquoi, même s'il ne s'agissait plus que du fil ténu, à peine audible, d'une déploration, il importe de prendre au sérieux la parole qui dit la souffrance, de lui accorder audience. Son expression excède les mots du désespoir, de la plainte.

Le « droit de ne pas souffrir » nous oblige au devoir de ne pas laisser souffrir, mais aussi de ne pas faire souffrir. Auprès de la personne qui souffre, il nous faut saisir la valeur de notre attachement à son bien, de manière concrète, un bien-être qui relève d'un bien-faire, d'un engagement insoumis aux tentations de l'arbitraire, du renoncement ou de l'indifférence. C'est donc s'exposer également au risque d'être impuissant à apporter ce que l'autre espère de nous, à cette confrontation redoutable aux limitations de nos capacités d'agir telles qu'on aurait pu idéalement y aspirer. Admettre le caractère relatif de nos facultés d'intervention, là où l'urgence de l'appel justifierait d'y consacrer tous les possibles, ajoute au désespoir le sentiment d'un échec vécu comme une rupture, un abandon – zones incertaines et équivoques de l'errance où semblent s'estomper les quelques repères indispensables. Lorsque gagne la sensation d'une inexorable perte de ce que l'on est, d'une évolution qui chaque jour soumet davantage à l'état brut d'une souffrance globale, comment se situer ?

Souffrir au-delà de ce qui peut être dit, ou de ce qui peut encore signifier, n'aurait en fait pour ouverture entrevue que l'instant du recueillement, cette lueur apaisante qui s'interpose dans le murmure de mots de tendresse et les fragiles tentatives de caresses pour consoler.

Préserver l'humain face à l'inhumain

Emmanuel Levinas m'avait confié : « la souffrance, c'est quand la synthèse n'est plus possible ». La maladie risque parfois d'affecter la cohérence d'un projet, d'une attention, voire d'une intention ; une certaine forme d'unicité pour concevoir l'avenir. Cette diminution, jusqu'à son extinction, de la faculté d'initiative soumet sans n'y pouvoir plus rien à une perte de maîtrise, à une forme de renoncement à soi. C'est ainsi que s'incruste le sentiment de dépendance, cette sensation d'être « à la merci » de tout. Il s'agit, pour reprendre les catégories développées par Emmanuel Levinas, de l'« enfermement » même. Le philosophe estime que le soignant est celui qui perçoit, comprend et accueille la plainte de l'autre – il en répond, lui conférant ainsi une reconnaissance, une certaine « ouverture ». La présence auprès de personnes atteintes de maladies en phase évoluée expose à des circonstances qui pourtant échappent à toute véritable capacité de maintien d'une cohérence, d'une unicité, voire d'une possibilité d'ouverture qui déjouerait l'inexorable. Comment se situer ? De quelle manière non seulement trouver sa position mais également prendre, assumer une position ? Les sentiments de vulnérabilité et d'impuissance sont partagés de manière cumulative avec la personne malade. Certains peuvent avoir la tentation de renoncer à cette confrontation, de l'éviter, voire d'abandonner. D'autres, au contraire, s'investissent dans des tentatives éperdues : « Plutôt tout faire que de renoncer… »

Des phénomènes de « glissement » tiennent au sentiment de disqualification face aux douleurs rebelles à tout apaisement ; la lutte apparaît vaine et il convient d'y mettre un terme. La dureté des circonstances, vécues dans des contextes plus ou moins adaptés, peut induire des attitudes éminemment contestables, comme cette maltraitance parfois évoquée mais aussi le recours hâtif, plus ou moins concerté, à la sédation profonde et continue assimilable à une démarche euthanasique.

De manière quelque peu académique on enseigne aux étudiants en médecine ou en soins infirmiers les règles dites de la « bonne distance ». Se préserver d'une trop forte exposition consiste à maintenir un écart qui évite la fusion et peut-être la confusion. Pour ce qui me concerne, je préfère la notion de « bonne » ou de « juste présence ». Une attitude faite de sollicitude, de réceptivité et donc d'écoute « active » de l'autre. C'est le reconnaître dans son appel, cette espérance d'un réconfort, d'un apaisement et parfois d'une forme de consolation. Notre engagement est de ne pas l'abandonner, y compris lorsque l'épreuve d'une « souffrance totale » envahit l'espace relationnel et réduit à si peu la capacité d'échanger, le sens même d'une parole. De tels domaines touchent à l'intimité du soin, cette part mystérieuse d'une relation dont la signification et la finalité menacent de s'obscurcir de manière irrémédiable. Je l'ai évoquée précédemment.

Souffrir au-delà du possible, du pensable, du dicible, c'est d'une certaine manière avoir le sentiment d'être destitué d'une part de son humanité. La sensibilité est ramenée à une sensation insupportable, à ce qu'il n'est plus possible d'assumer – désastre qui laisse impuissant, incapable de prodiguer un soutien, avec le sentiment d'être complice d'une violence contre laquelle plus rien n'est possible. Je pense à cette personne qui me confiait : « Je ne suis plus que souffrance… » De telle sorte que rien ne semble plus en mesure d'être opposé à cette dissociation, à cette fragmentation, à cette dispersion de soi. Être ramené à l'état brut de souffrance, à rien d'autre que gémir jusqu'à l'épuisement… Comment préserver l'humain face à l'inhumanité ? La compagne d'une personne en fin de vie me confiait à quel point l'avait accablée cette confrontation à « la plus haute des tortures : celle que la maladie inflige à celui qu'on aime et que l'on est incapable de soutenir »… Sans qu'on puisse rien y faire, démuni de tout recours, à la fois témoin et complice, coupable de ne plus être à même d'intervenir, de ne plus être en mesure de sauvegarder l'essentiel : ce qui nous unit l'un à l'autre et dont on se devait d'être le garant. La fidélité et la loyauté exprimées dans l'engagement d'un pacte d'amour, mais également d'humanité, semblent anéanties à l'épreuve du pire. Cette expérience de l'inhumanité, de la violence incarnée, nous sollicite pourtant dans notre faculté d'être encore soucieux et de prodiguer d'ultimes signes d'humanité, de compassion, de sollicitude, à travers une relation ramenée à ce degré d'inanité dont le fil doit être maintenu jusqu'aux extrêmes. Une telle énigme nous saisit tous, dans la mesure où les réponses font défaut, ce qui peut inciter à souhaiter hâter la fin…

Il y a quelques années nous avons réuni à l'Espace éthique un groupe de travail avec les professionnels du Samu social de Paris. J'ai été impressionné par leur évocation des personnes rencontrées dans l'exil de la précarité, incapables de témoigner de leur souffrance tant elle avait franchi le seuil de l'exprimable. Elles n'avaient plus même la force d'exprimer ce qui relevait de leur humanité, comme anéanties par un insurmontable cumul de renoncements et de désespérance qui les avait retranchées de notre monde. Malgré tout, les intervenants du Samu social à leurs côtés persistaient dans leurs tentatives d'aller à la rencontre de l'autre, trouvant parfois, avec le temps, des modes de relation qui permettent d'esquisser la ligne d'un horizon possible. Soigner l'autre, c'est donc préserver une invulnérable conscience de ce qu'il est et demeure, c'est résister au nom de valeurs d'humanité et tenter ce qui peut encore l'être pour éviter le pire.

Il convient donc d'être attentif à d'autres formes plus insidieuses de la souffrance éprouvée par la personne vulnérable. Le cumul d'indifférences, de négligences, de mépris et d'indignités apparaît d'autant plus intense que l'on se trouve en situation de dépendance, de fragilité. Le « syndrome de glissement » déjà évoqué a été identifié pour évoquer l'attitude d'une personne qui renonce à vivre et « se laisse mourir », parfois en quelques jours. La souffrance provoquée par le sentiment de perte de considération et de disqualification qu'elle ressent lui est devenue insupportable. Ultime politesse à notre égard que je comprends pourtant comme la dénonciation de notre incurie. Le caractère excessif de cette exposition aux souffrances sans recours remet en cause les conditions d'exercice du soin avec le souci de parvenir à la justesse d'un positionnement, de privilégier une éthique de la retenue, l'exigence de discernement là où certains sollicitent des réponses abruptes et définitives. Il ne s'agit pas seulement d'être là, présent, mais d'être avec, en lien, dans la proximité, et de faire communauté lorsque semble imminente la perte ou la disparition. La maladie chronique est faite de tant de ruptures, de renoncements contraints, qu'à un certain stade d'altération on peut penser que rien d'essentiel n'y survivra.

CHAPITRE 7

DE NOS RENONCEMENTS

Expressions d'un irrespect

Je l'ai évoqué à propos du sida, notre perception de la personne malade a évolué depuis 30 ans. À travers l'engagement associatif, son implication a contribué aux évolutions qui se sont imposées dans les pratiques du soin et de la recherche, à l'émergence de nouvelles formes de solidarités ainsi qu'à l'expression publique de droits inédits. Cette « démocratie sanitaire » vise – du moins y prétend-elle – à favoriser l'autonomie et à la responsabilisation des personnes. Depuis 2002 le législateur a repris cette dynamique pour l'inscrire dans la loi. L'espace du soin s'est de la sorte politisé, certainement plus attentif que par le passé à une exigence de communication, de délibération et donc de respect qui, néanmoins, à l'épreuve du réel, demeure encore trop souvent de l'ordre de l'affichage. Et ce, d'autant plus dans le contexte actuel de pressions budgétaires, de hiérarchisation des priorités selon des considérations pas toujours conciliables avec les valeurs idéalement promues. Les procédures et les protocoles en vigueur pour réguler le système de santé suscitent des équi-voques et incitent à des renoncements difficilement soutenables au regard des ambitions de la « démocratie sanitaire ». Il me semble donc intéressant de mieux cerner en pratique ce que cette notion qui ambitionne une mobilisation politique nous restitue de nos conceptions de la démocratie, et dès lors ce que signifie l'altération des principes qui en inspirent l'expression dans les pratiques quotidiennes du soin. Il convient ainsi de mieux comprendre ce que notre démocratie fait du *care*, en quoi au-delà des considérations générales et des propos compassionnels elle s'en préoccupe effectivement. Mais cet exercice permet également de faire apparaître la nécessité de référer l'exigence prônée aujourd'hui de refondation de la République à ces territoires du soin où s'éprouve une éthique sensible et indispensable à l'épreuve de l'humain. Cette démarche impose toutefois une critique des abandons ou des négligences parfois institutionnalisées qui en appellent à la réhabilitation de valeurs menacées car trahies, à une pensée renouvelée de ce que soigner signifie.

Je souhaite ainsi aborder dans ce chapitre, comme je l'ai déjà fait précédemment dans des registres différents, ce que vivent la personne malade et les soignants à ses côtés, dès lors que la relation de soin est soumise à la prééminence de considérations ou d'intérêts qui seraient estimés « supérieurs », révoquant ou relativisant de fait des droits qu'ils estiment pourtant fondamentaux. Qu'advient-il de la relation de confiance lorsqu'elle est altérée par des contraintes, des finalités mais également des renoncements et parfois des abus qui peuvent s'avérer à un moment donné inconciliables avec les valeurs du soin ? Qu'il s'agisse par exemple du respect du secret, de la préservation de données personnelles, un certain

nombre d'évolutions à des fins de rationalisation ou d'utilitarisme, certes parfois recevables, sont imposées sans
prudence, sans approfondissement, ne serait-ce que du
point de vue de leurs impacts et au mépris de la moindre
concertation. Leurs conséquences, en fait rarement prises
en compte dans le cadre de décisions conjoncturelles
de portée immédiate, ne peuvent que contribuer à une
perte de repères, au sentiment d'insécurité, de désta-
bilisation, à l'insatisfaction ou au désappointement des
plus motivés. L'expression du respect dans la parole et
l'échange permettrait pourtant d'éclairer, de pondérer et
d'accompagner les mutations dont chacun sait qu'elles
sont à la fois indispensables et inévitables, pour autant
qu'on puisse convenir ensemble des conditions de leur
acceptabilité. Quelles sont les justifications de cette
gouvernance à la fois maladroite dans la définition d'un
projet mobilisateur, et maltraitante dans les contraintes
qu'elle exerce souvent sans discernement ? Sommes-
nous condamnés à ne pas pouvoir faire autrement, à la
fatalité d'un processus qui risque d'abraser ce à quoi
nous sommes le plus attachés ?

J'observe aujourd'hui une propension à l'héroïsation
de la personne malade considérée idéalement autonome
et invulnérable dans sa confrontation à la maladie. Qu'en
est-il au juste d'une approche plus idéologique que soucieuse de l'intérêt même de la personne, dont il est bien
évident que la maladie la rend dépendante, ne serait-ce
que du cumul d'incertitudes et d'impondérables qui
jalonnent le parcours de soin ? Sans remettre en cause
l'esprit de la « démocratie sanitaire », il me paraît néanmoins nécessaire de ne pas nous satisfaire d'éléments
de langage qui résistent mal aux confrontations avec le
réel. Les droits de la personne malade consistent à la

reconnaître aussi dans ses vulnérabilités, ses craintes, ses manques, ses attentes complexes, parfois ambivalentes, pour ne pas dire ses interdépendances.

L'intérêt direct de la personne est-il toujours considéré comme l'enjeu supérieur ? Une relation d'humanité et de vérité astreint à des obligations qu'il est parfois délicat d'assumer. Le suivi d'une personne ne se limite pas aux modalités de ses traitements : elle peut être confrontée à des doutes qui justifient des réponses circonstanciées. Au sein de l'institution comme au domicile, les équipes soignantes savent ce que représente une prise en soin globale qui remet en cause la distance professionnelle, engageant un rapport d'intimité et de proximité souvent délicat.

Reprenons quelques repères significatifs du processus d'immersion de la personne dans le labyrinthe de la maladie. L'annonce de la maladie équivaut souvent à la phase initiale de la relation de soin. Elle conditionne et marque profondément la rencontre, la confrontation avec la maladie, son histoire, son parcours. Se pose donc en de multiples circonstances la délicate question de l'opportunité d'une communication, de ses modalités et plus encore de sa nature, de son contenu. Il semble désormais acquis qu'aucune justification ne saurait, sauf cas bien particulier, affranchir du devoir d'informer, de transmettre une connaissance pertinente, d'autant plus lorsqu'elle nécessite une décision, des mesures anticipées de planification des soins. L'information avant toute investigation doit donc favoriser un partenariat, une adhésion. Distinguer les finalités du diagnostic de ses conséquences, c'est apprécier au cas par cas l'attitude la plus respectueuse des attentes et des droits de la personne. Lorsque l'annonce menace de tout bouleverser, quelles stratégies concevoir, adaptées et progressives, pour ne rien interdire à la connaissance de l'autre, sans pour autant dévoiler trop brutalement ce qui s'imposerait comme une fatalité ? Comment mettre en commun avec une personne, et si elle le souhaite avec ses proches, un savoir qui pourrait porter un excès de significations ? La révélation est si peu maîtrisable qu'elle semble parfois échapper au moment même où elle est énoncée.

L'annonce de la maladie grave est une expérience complexe, très rarement satisfaisante. Elle peut compromettre ce qui précisément voulait la justifier : épargner à la personne la violence d'une intrusion. Les éléments constitutifs d'un savoir soumis aux circonstances de la maladie dans un contexte toujours spécifique ne sauraient pour autant être retenus, dissimulés. La question ne consiste donc pas à se demander s'il convient ou non de délivrer une information, mais selon quelles modalités, en fonction de quels objectifs. L'annonce s'inscrit dans l'instant présent, puis dans la continuité d'une rencontre. Paradoxale, elle se révèle à la fois nécessaire et rarement à la hauteur de ce à quoi elle vise : la transmission et la mise en commun d'une vérité qui détermine le futur et ses possibles.

La valeur et la recevabilité d'une annonce tiennent donc à l'expression de ce qui est dit et révélé et, dans un second temps, aux conditions d'énoncé et d'échange relatifs aux possibilités thérapeutiques. Certaines situations s'inscrivent dans une perspective étayée par des protocoles favorables à un pronostic rassurant. D'autres, au contraire, sont pauvres en certitudes, à part celle de manquer de stratégies avérées, si ce n'est pour limiter l'évolutivité de la maladie ou en atténuer certaines conséquences. Il apparaît ainsi que les conditions de l'annonce diffèrent profondément selon le pronostic et tout autant en fonction de la personne elle-même, du contexte dans lequel cette

information lui est délivrée et de ses capacités à l'intégrer, à se l'approprier. L'annonce s'élabore, se constitue
dans le cadre d'un échange respectueux, pudique. Elle
requiert un espace qui lui est dévolu, une temporalité et
donc cette hospitalité si particulière de la relation dans
le soin. C'est ainsi que s'instaure une alliance, que se
noue une solidarité, l'une et l'autre garantes de la valeur
et de la rigueur d'engagements réciproques.

La loyauté s'impose plus qu'un idéal de vérité ou de
transparence. Être « vrai », c'est apprécier la justesse de
ce que l'on révèle afin de ne pas tromper l'autre, sans pour
autant l'acculer à un savoir qui lui serait insupportable.
Nul n'attend du médecin qu'il avoue son impuissance
ou qu'il révoque d'emblée la personne malade dans son
aspiration à être soignée. « Tout dire », « ne rien dire »…
Comme si, en soi, le seul fait de dire permettait de révéler
ce qu'humainement on ne sait au juste comment exprimer : une « révélation » hors d'atteinte, au-delà de ce qui
peut se penser et se représenter. Chaque médecin a sa
propre conception du « devoir de vérité ». Un regard en
dit davantage que d'obscures et tortueuses explications.
Laisser encore sa place à la vie, au possible, plutôt que
de vouloir en finir sans « trahir une confiance », quitte
à abolir toute forme d'espoir. Dès lors que les recours
thérapeutiques perdent toute consistance, le soin doit
s'inventer à travers d'autres modes d'expression d'une
sollicitude incompatible avec l'esquive ou la désertion.
La vérité d'une maladie n'est jamais la vérité du malade.

Transgresser le secret

Servir avec compétence la personne vulnérable dans la maladie, lui porter l'assistance que requiert son état de santé, ne saurait se faire sans lui témoigner de considération. Respecter le secret de ce qui est confié ou évoqué au cours de ces moments d'intimité et de dévoilement que constitue la relation de soin revient à reconnaître la personne dans des droits qu'aucune circonstance ne saurait compromettre. Il convient ainsi d'établir un rapport vrai qu'aucune considération approximative ou équivoque ne saurait entraver. Le devoir de loyauté s'impose à un professionnel qui exerce ses missions dans un espace d'intimité que sauvegardent des limites intangibles. Notre relation au savoir que peut détenir et révéler le médecin concerne une certaine idée de ce que nous sommes. Il convient donc d'éviter les préjudices du regard indiscret qui serait porté sur une personne qui souhaite ne pas s'exposer au risque d'intrusions qui affecteraient son intégrité.

Le parcours dans la maladie interroge la personne, la fragilise, la livre à des explorations et à des évaluations redoutées, la confronte à des contraintes et à de nécessaires concessions qui progressivement insinuent une sensation de menace et de dépendance. Cela n'est tenable que pour autant que persiste une résolution essentielle qui tient à la préservation de ce qui est constitutif de l'identité de la personne, de ce qui lui est le plus précieux et à quoi elle demeure attachée. Cette part d'intimité, si personnelle et mystérieuse, que l'on ne tient à partager qu'avec les quelques personnes estimées dignes de confiance, peut se comprendre comme de l'ordre d'un

pacte secret qui lie l'un à l'autre, de manière indéfectible.
Je conçois ainsi sa valeur morale.

Du pressentiment dès les « premiers signes » à la
consultation qui précède les examens cliniques et parfois
l'annonce redoutée de la maladie grave, l'évolution est
parfois rapide d'un état initial de quiétude à celui des
plus hautes incertitudes. À qui s'en remettre dans ces
phases de désarroi, quand encore démuni d'informations
effectives qu'il conviendra par la suite de s'approprier,
les repères s'estompent au point d'en arriver à douter
de tout ? Avec quel interlocuteur partager ses pressen-
timents, ses effrois, ses fragilités, trouver une forme de
réconfort, de présence, de soutien ? À eux seuls les
proches ne peuvent que maintenir une position affec-
tueuse, à l'écoute, disponibles, mais parfois eux aussi
démunis. Il importe donc de pouvoir être assuré qu'en
toute confiance des professionnels sauront accueillir une parole, quelle qu'en soit la teneur, témoignant
une attention d'autant plus exigeante qu'elle tient à
la singularité d'une relation conditionnée par le « respect du secret ». Alors que l'on ignore tout d'eux, ils
seront amenés, pour ce qui les concerne, à connaître
notre existence, à découvrir nos comportements, à
pénétrer les aspects les plus intimes de notre personnalité, notamment lorsque les préférences et les choix
sont exprimés afin d'envisager des prises de décision
concertées. Ce rapport asymétrique n'est concevable
que pour autant que des règles pour lesquelles on ne
transige pas soient honorées. Ces dernières contribuent
à restituer et à préserver un équilibre et plus encore une
dimension d'humanité dans la relation. L'attention ainsi
accordée à la sphère privée, à la confidentialité des
échanges lorsqu'ils relèvent de ce qui semble le plus

personnel, conditionne pour beaucoup la qualité d'un engagement confiant dans le soin. Le respect du secret médical relève donc de la dignité même d'un acte de soin constamment soucieux des valeurs de la personne au-delà des contraintes liées à sa maladie.

Une évocation rapide de ce que furent autrefois les pratiques médicales permet d'envisager sous un autre angle le devoir de secret. Dans son exercice solitaire au plus près des personnes, souvent interlocuteur et confident privilégié, le « médecin de famille » aura longtemps assumé la fonction de témoin bienveillant et de conseiller. Il détenait des savoirs partagés à travers les générations, tant dans le registre de ses missions qu'au-delà de son champ de compétences. À certains égards, sa figure était assez proche de celle du curé, lui aussi tenu par le « secret de la confession » qui le situait au cœur d'un réseau d'informations sensibles qu'il convenait de sauvegarder de tout risque d'ébruitement dévastateur. Le secret médical relève d'un engagement moral qui tient certainement, lui aussi, d'une tradition qui s'est laïcisée avec la lente émergence de la médecine moderne et son développement davantage dans le contexte anonyme hospitalier que dans celui de l'intimité du domicile.

La consultation à l'hôpital diffère en bien des domaines de ce que représentait le déplacement du médecin « de ville » au chevet de son malade, dans son environnement relationnel, souvent au vu et au su de tous. Certains médecins généralistes maintiennent encore cette relation personnalisée, mais avec des évolutions notamment sociologiques, démographiques et organisationnelles qui modifient leurs pratiques. L'institution hospitalière a ses règles de fonctionnement dans le cadre d'équipes qui ne permettent que dans certaines circonstances de bénéficier, en cours d'hospitalisation, du suivi d'un médecin en particulier. De telle sorte que l'idée même de secret, en dépit du maintien d'une définition stricte de ce qu'il recouvre, semble perdre en intensité pour se voir préférer une notion comme celle d'informations partagées entre professionnels[1] ou une exigence telle que la « sécurité de l'information »[2]. Le secret médical ne relèverait-il que d'informations sensibles, à sauvegarder dans l'intérêt direct de la personne concernée, ou porterait-il d'autres valeurs qui tiennent à la nature même de la relation de soin ? Il ne paraît pas inconvenant de constater qu'à mesure que se technicise une démarche biomédicale qui distancie la personne malade de son médecin et l'intègre à des protocoles selon des critères de stricte méthodologie, l'intimité même du rapport interindividuel s'estompe au point d'atténuer ce qui était de l'ordre de son secret.

---

1. « Excepté dans les cas de dérogation, expressément prévus par la loi, ce secret couvre l'ensemble des informations concernant la personne venues à la connaissance du professionnel de santé, de tout membre du personnel de ces établissements ou organismes et de toute autre personne en relation, de par ses activités, avec ces établissements ou organismes. Il s'impose à tout professionnel de santé, ainsi qu'à tous les professionnels intervenant dans le système de santé.

« Deux ou plusieurs professionnels de santé peuvent toutefois, sauf opposition de la personne dûment avertie, échanger des informations relatives à une même personne prise en charge, afin d'assurer la continuité des soins ou de déterminer la meilleure prise en charge sanitaire possible. Lorsque la personne est prise en charge par une équipe de soins dans un établissement de santé, les informations la concernant sont réputées confiées par le malade à l'ensemble de l'équipe », Code de la santé publique, art. L. 1110-4.

2. « Protéger les informations confidentielles et les ressources informatiques [...], c'est l'affaire de tous », document AP-HP, 2014.

Le retour sur un passé assez récent nous permet de comprendre que trop longtemps le secret médical aura été opposé à la personne malade selon une conception dite « paternaliste » qui s'évertuait à légitimer la dissimulation, voire la confiscation d'une information au prétexte d'une visée d'évitement ou de « protection » bien discutable. Les euphémismes mensongers avaient pour prétexte d'épargner la confrontation à un verdict, voire à une échéance considérés comme insupportables, la révélation étant faite de manière discrétionnaire à tel membre de la famille qui lui-même tentait de ne rien en dire ou alors de la partager à bon escient. Il est certainement une attitude respectueuse de la personne qui permette une attitude de vérité autre qu'une insatisfaisante compassion[3]. Il s'agit, dans semblables circonstances, de privilégier une approche juste, personnelle, dans la retenue, à la mesure de ce qui est attendu d'une exigence d'humanité et de discrétion.

Autre secret que celui qui est partagé au sein d'une équipe ou avec une famille, sans tenir véritablement compte de ce que la personne malade aurait pu souhaiter, ne serait-ce qu'afin d'achever lucidement et « en responsabilité » son existence. Je n'évoque pas ici ces pesants secrets soigneusement conservés entre professionnels

---

3. « Toutefois, sous réserve des dispositions de l'article L. 1111-7, dans l'intérêt du malade et pour des raisons légitimes que le praticien apprécie en conscience, un malade peut être tenu dans l'ignorance d'un diagnostic ou d'un pronostic graves, sauf dans les cas où l'affection dont il est atteint expose les tiers à un risque de contamination. Un pronostic fatal ne doit être révélé qu'avec circonspection, mais les proches doivent en être prévenus, sauf exception ou si le malade a préalablement interdit cette révélation ou désigné les tiers auxquels elle doit être faite », Code de la santé publique, art. R. 4127-35.

afin d'éviter la mise en cause de l'un d'entre eux, ou alors ces décisions, elles aussi secrètes, prises sans en tenir informé qui que ce soit, de pose d'un cocktail lithique pour interrompre une existence lorsque les recours thérapeutiques se seraient révélés vains.

Ce pouvoir arbitraire et excessif, contraire en bien des cas « à l'intérêt des patients[4] », aura dévoyé le principe de secret pour en faire un objet de suspicion. De telle sorte qu'il a été remis en cause dans les années 1980, notamment par les militants du sida qui ont revendiqué le « droit de savoir » là où leur semblait contestable l'abus d'autorité consistant à confisquer une connaissance personnelle[5]. Porter une question de santé au niveau d'un enjeu politique de portée internationale, développer d'autres formes de légitimité, notamment dans le cadre d'associations militantes se distinguant dans la diffusion de l'information et par le regard critique porté sur les pratiques médicales et scientifiques, aura pour beaucoup modifié la perception sociale du « rapport singulier » entre une personne malade et un médecin. Cette évolution est de nature à expliquer le mouvement qui s'est amorcé pour parvenir actuellement à de nouvelles approches non seulement du secret médical, mais également de la responsabilité partagée dans le cadre d'un traitement.

L'autonomie reconnue de la personne malade est de nature à lui permettre d'exercer un rôle propre dans la démarche de soin et donc d'assumer le vécu de sa

---

4. « Le secret professionnel, institué dans l'intérêt des patients, s'impose à tout médecin dans les conditions établies par la loi. Le secret couvre tout ce qui est venu à la connaissance du médecin dans l'exercice de sa profession, c'est-à-dire non seulement ce qui lui a été confié, mais aussi ce qu'il a vu, entendu ou compris », Code de la santé publique, art. R. 4127-4.

5. Il en a été question dans le chapitre précédent.

maladie, préservant ainsi un espace intime, cette sphère privée hors d'atteinte du médecin ou de l'équipe soignante. Il lui appartient, autrement que par le passé, de décider ce qu'elle souhaite ou non mettre en commun avec eux de ce qui lui est personnel. Il convient de rappeler à ce propos qu'avant la loi n° 2002-303 du 4 mars 2002 relative aux droits des malades et à la qualité du système de santé, le dossier médical n'était transmis qu'entre médecins. Désormais, toute personne peut accéder directement aux informations qui concernent son état de santé et les archiver. Cette évolution législative considérée comme un des acquis de la « démocratie sanitaire » a toutefois pour autre conséquence de rendre plus aisément accessibles des données médicales qui sont de fait moins protégées de sollicitations intempestives comme, par exemple, celles d'assureurs dans l'instruction d'une demande de prêt bancaire... Il a été décidé de ramener le dossier médical au seul recueil de données formalisées et qui ne concerneraient aucun tiers, ce qui d'une certaine manière l'a appauvri de considérations estimées subjectives et pourtant utiles à la compréhension de l'historique d'un parcours de soin.

Trahir la confiance

Le secret médical peut être considéré comme un droit fondamental de la personne qui éprouve souvent le sentiment de perdre en respectabilité et en maîtrise de soi du fait des conséquences péjoratives de représentations sociales attachées à certaines maladies. Cela d'autant plus que la transgression du principe de confidentialité peut intervenir en dépit des dispositifs mis en œuvre pour sauvegarder cette part d'intimité, cette discrétion qui importe tant, ne serait-ce qu'afin de préserver autant que faire se peut l'essentiel. La révélation du secret de la maladie mais aussi d'une part de personnalité qu'il importait tant de maintenir hors des regards indiscrets se fait, dans bien des circonstances, au détriment de la personne, sans qu'elle n'y puisse rien. L'évolution d'une maladie neurologique dégénérative, un épisode de crise dans le contexte d'une pathologie psychiatrique, les signes apparents du traitement d'un cancer et parfois certaines séquelles constituent des indices probants difficiles à dissimuler.

Les conditions d'acceptabilité sociale de la maladie, dans un contexte normatif qui valorise l'excellence, la performance et appréhende avec tant de réticences et de craintes toute forme de vulnérabilité susceptible de disqualifier et de reléguer, ajoutent à la difficulté d'être comme « mis à nu », soumis à des jugements difficilement surmontables. À l'annonce d'une possible maladie d'Alzheimer, le neurologue peut être confronté au dilemme de ne pas avoir à évoquer le diagnostic avec le conjoint, sur demande de la personne malade qui souhaite éviter que sa sphère privée soit envahie par une révélation de nature à tout compromettre. Une personne peut être amenée à différer un examen médical justifié, craignant une maladie qui affecterait le parcours de sa vie professionnelle, voire lui ferait perdre un emploi. C'est dire la difficulté d'interventions dans le cadre de la médecine du travail, lorsque des enjeux supérieurs pourraient prévaloir. Ils justifieraient des décisions délicates et des modalités d'accompagnement soucieuses d'éthique et adaptées au contexte contraint[6], alors que l'on constate des carences en moyens incompatibles avec de telles exigences.

6. « Le médecin devra respecter le droit du patient à la confidentialité. Il est conforme à l'éthique de divulguer des informations

Le Code pénal prévoit dans son article 226-13 que « la révélation d'une information à caractère secret par une personne qui en est dépositaire soit par son état ou sa profession, soit en raison d'une fonction ou d'une mission temporaire, est punie d'un an d'emprisonnement et de 15 000 euros d'amende ». S'interroger aujourd'hui sur le « caractère secret d'une information » me semble en fait plus significatif et utile que de tenter difficilement de préserver une conception quelque peu idéalisée du secret médical dont il convient de constater qu'à l'épreuve du réel tout contribue au risque de l'ébrécher ou du moins d'en compromettre l'effectivité. Il importe donc de renouer avec ce qui légitime son respect dans le contexte spécifique de la relation de soin ou d'accompagnement, lorsqu'un professionnel de santé ou du champ médico-social est par fonction amené à connaître de l'autre ce qui relève d'une part d'intimité qu'il ne partage qu'avec quelques-uns de ses plus fidèles. Ainsi, le secret engage profondément le professionnel et le situe dans un rapport de proximité et de responsabilité qui lui impose des obligations d'ordre moral, au-delà même du seul respect de la confidentialité, dont il ne saurait s'exonérer. C'est ainsi qu'il est reconnu digne de respect et que l'exercice de sa mission est attaché aux valeurs qui lui sont indispensables.

Certaines dérogations justifiées au secret sont cependant fixées notamment par le Code pénal[7] et le Code

confidentielles lorsque le patient y consent ou lorsqu'il existe une menace dangereuse réelle et imminente pour le patient ou les autres et que cette menace ne peut être éliminée qu'en rompant la confidentialité », Code international d'éthique médicale, Association médicale mondiale, 2006.

7. Code pénal, article 434-3.

de la santé publique[8]. Ces exceptions ne sauraient pour autant atténuer la signification d'un authentique pacte qui conditionne pour beaucoup la faculté de consentir, avec certaines contreparties, à un suivi médical et à une relation de soin. L'exigence d'une certaine réciprocité tient ainsi à l'effectivité d'obligations dont le médecin et plus globalement tout professionnel de santé doivent comprendre la haute signification. De même est-il nécessaire de préciser les règles de nature à protéger la personne de toute forme d'intrusion. La sensibilité toute particulière de données personnelles mais également susceptibles de concerner des tiers au sein de la famille ou d'une communauté, est évidente et requiert donc des encadrements rigoureux.[9]

Notre propos pourrait évoquer un dilemme relatif à ce que serait une justification possible de transgression du secret médical. La Déclaration universelle des droits de l'homme affirme que « nul ne sera soumis à la torture, ni à des peines ou traitements cruels, inhumains ou dégradants[10] ». Selon les Principes d'éthique médicale européenne, « le médecin ne doit jamais assister, participer ou admettre des actes de torture ou autre forme de traitements cruels, inhumains ou dégradants quels que soient les arguments invoqués (faute commise, accusation, croyances) et ce dans toutes les situations,

---

8. Code de la santé publique, art. L. 1110-4.

9. « Toute personne a droit au respect de sa vie privée, et notamment à la protection des données à caractère personnel la concernant obtenues grâce à un test génétique », Protocole additionnel à la Convention pour la protection des droits de l'homme et la biomédecine, relatif aux tests génétiques à des fins médicales, art. 16, Conseil de l'Europe, 27 novembre 2008.

10. Déclaration universelle des droits de l'homme, art. 5, Assemblée générale des Nations unies, 10 décembre 1948.

ainsi qu'en cas de conflit civil ou armé[11] ». Si le médecin est témoin, au cours d'une visite à une personne incarcérée, de pratiques contraires aux principes ainsi exposés, et que le prisonnier lui enjoint pour des raisons qui lui sont propres de ne pas divulguer l'information, est-il moralement tenu de respecter une telle demande ? Lorsque la vie de la personne est en péril et que ses propres valeurs l'inciteraient à dénoncer des conduites qu'il estime contraires aux principes d'humanité, comment envisager la position juste, selon quels critères, alors qu'il est probable que l'ébruitement de telles pratiques peut également être préjudiciable au détenu ?

À l'épreuve du réel le secret constitue un indispensable repère. Il fixe un cadre mais présente également des limites qu'il convient de penser et d'intégrer aux décisions selon une approche justifiant, dans certaines circonstances, un examen au cas par cas. Dès lors il conviendrait de déterminer, en les argumentant, les critères à mobiliser afin de parvenir à une position juste, recevable et qui, en pratique, ne s'avèrerait pas contradictoire avec les objectifs visés. Car il s'agit également de sauvegarder la relation de confiance et d'éviter des positions arbitraires inconciliables avec le respect des droits de la personne dans le cadre de l'exercice d'une responsabilité partagée.

Qu'en est-il du secret médical dans un contexte d'innovations technologiques, dès lors que l'accessibilité des données personnelles favorisée par leur numérisation est autorisée sous certaines conditions ? Les fichiers

---

11. Principes d'éthique médicale européenne, Conférence internationale des ordres et des organismes d'attributions similaires, art. 22, janvier 1987.

de différentes provenances peuvent être croisés, permettant à la suite de l'extraction de données médicales et sociales, puis par leur recoupement de parvenir à l'identification de personnes qui seraient par exemple atteintes de maladies chroniques ou d'affections psychiatriques. Doit-on consentir à ce que les exigences de recherche en santé publique ou en épidémiologie, les nécessités d'un suivi plus rigoureux du comportement des personnes en termes de prévention ou d'adhésion aux traitements, voire des enjeux d'ordre sécuritaire dénaturent avant de l'abolir le principe de secret médical ? Des considérations relevant d'intérêts estimés supérieurs supplanteront-elles sans autre débat les droits fondamentaux de la personne, ainsi à la merci de la divulgation d'informations personnelles susceptibles d'accentuer sa vulnérabilité ? La Charte des droits fondamentaux de l'Union européenne n'affirmait-elle pas, à bon escient, la nécessité de « renforcer la protection des droits fondamentaux à la lumière de l'évolution de la société, du progrès social et des développements scientifiques et technologiques[12] » ? Apparemment cette résolution prudentielle n'est pas considérée comme étant digne de l'attention des responsables de notre système de santé.

Dématérialisées et en parties agrégées, ces données sensibles sont également identifiables sous certaines conditions et pour quelques administrations publiques. Le contrôle de leur accès est sécurisé et leur exploitation à des fins scientifiques est soumise à une expertise approfondie. Un Institut national des données de santé, la CNIL et des commissions ont pour mission de valider

---

12. Charte des droits fondamentaux de l'Union européenne, Préambule, Nice, 18 décembre 2000.

les conditions d'investigation dans ces données, ainsi que leur usage selon des règles qui se veulent strictes[13]. Pour autant, peut-on assurer que les systèmes informatiques sont invulnérables à des intrusions dont on sait qu'elles visent désormais les données de santé ? En effet leur valeur économique s'est renforcée ces dernières années, au point que des sites d'assureurs ou de groupes hospitaliers ont été soumis à des attaques qu'ils n'ont pas été en mesure de contrer. Ne risque-t-on pas également l'appariement de fichiers qui permettraient des recoupements, l'identification des personnes, avec des conséquences préjudiciables ne serait-ce qu'à l'égard d'une mutuelle ou d'un employeur ? Il est certes précisé que ces professionnels n'auront pas plus accès à ces données que les firmes pharmaceutiques, si ce n'est dans le cadre de la pharmacovigilance. Lorsque l'on connaît la dépendance de nos équipes de chercheurs à des financements privés, il n'est pas certain que puissent être cloisonnées les informations comme on y aspirerait en théorie. À l'épreuve du réel et dans un contexte de compétition internationale, nos principes, nos résolutions comme nos lois apparaissent bien précaires.

Les données personnelles de santé relèvent à la fois de notre intimité et d'enjeux de santé publique dont on comprend les exigences. Là également l'ambition de la « démocratie sanitaire » ne devait pas se cantonner au registre des proclamations. On sait ce que représente l'attachement, pour certains parmi nous, à préserver des informations estimées sensibles. Le « droit à l'oubli » est exprimé comme une revendication forte par les personnes

---

13. Loi n° 2016-41 du 26 janvier 2016 de modernisation de notre système de santé, art. 193.

à la suite, par exemple, du traitement d'un cancer[14]. Cette forme d'appropriation de données personnelles au motif d'intérêts supérieurs, dans le cadre d'une procédure administrative, est-elle compatible avec ce qu'attendent nombre d'entre nous de la part des pouvoirs publics en termes de protection, de sauvegarde de ce qui leur est si personnel ? Peut-on concilier cette divulgation possible de ce qui relève de la confidentialité, avec le besoin de confiance et de sérénité indispensable à la relation de soin ? L'idée même du secret médical résistera-t-elle à cette indiscrétion à la fois légitimée, organisée et contrôlée par l'État ?

Je n'ignore pas les difficultés auxquelles nos responsables politiques sont confrontés, notamment dans les prises de décision qui concernent la santé publique. Imposer sans concertation des dispositifs qui concernent la personne dans son intimité, ses valeurs et ses représentations, c'est révéler une défiance à l'égard d'une société que l'on estime incapable d'assumer la tension de dilemmes qu'il nous faut précisément discuter et assumer en visant le bien commun. C'est accroître la vulnérabilité, l'incertitude, la souffrance et attiser l'esprit de dissidence que de ne plus être en capacité de saisir la signification et les conséquences de renoncements éthiques d'autant plus préjudiciables – je le redis – au moment où les dirigeants politiques en appellent à notre mobilisation autour de valeurs partagées. J'estime enfin que c'est faire preuve de courage politique que de débattre publiquement des sujets les plus sensibles qu'une société se doit de penser et de vivre dignement, insoumise à des

---

14. Il a été consacré dans la loi du 26 janvier 2016, art. 190, applicable également à certaines maladies chroniques « dès lors que les progrès thérapeutiques et les données de la science attestent de la capacité des traitements concernés de circonscrire significativement et durablement leurs effets ».

logiques utilitaristes ou gestionnaires qui abolissent à terme les raisons même de faire société.

Nous saisissons à quel point évoquer les fondements éthiques du secret professionnel, c'est s'attacher à comprendre sa place éminente dans l'affirmation et la préservation des valeurs du soin, de celles de notre démocratie.

CHAPITRE 8

INHOSPITALITÉS

Accueillir l'autre

Ce sont les inhospitalités et les indignités qui seront évoquées dans ce dernier chapitre. Comment éviter la tentation de l'arbitraire, ces excès auxquels on s'habitue dès lors que sont contestées les valeurs et les significations d'une sollicitude témoignée à l'autre ? On l'a compris, les figures de la vulnérabilité s'expriment dans bien d'autres circonstances existentielles qui, elles aussi, déshumanisent et relèguent jusqu'à donner le sentiment de ne plus exister. Trop de maltraitances tolérées ou consenties affectent la personne au point de l'anéantir et de générer, au-delà, une impression d'impuissance à pouvoir assumer dignement, en société, nos devoirs de fraternité. La frontière si ténue entre indifférence, négligence, maltraitance et barbarie ne peut qu'inciter à une vigilance politique qui tient pour beaucoup à l'exigence de ne rien concéder à ceux qui renoncent à honorer en pratique les valeurs d'humanité de notre démocratie.

Cette bienveillance à l'égard de la personne malade, et en fait de tant d'autres personnes confrontées à une expérience existentielle qui accentue leurs fragilités et affecte trop souvent leur identité sociale, peut s'exprimer et s'affirmer ou au contraire être révoquée dans la vie de la cité, au domicile et en institution. Il me semblait donc justifié de ne pas renoncer à explorer ces lieux du soin, ces espaces de sociabilité encore possible, et tout autant les formes de marginalisation et les maltraitances qu'ils produisent parfois, lorsque sont méprisés les droits d'une personne que l'on ne reconnaît plus digne d'un inconditionnel respect.

Dans les pratiques soignantes[1] et celles de l'accompagnement, la maltraitance peut mener à une indifférence extrême, contestant à la personne de ce qui lui est essentiel dans sa confrontation aux vulnérabilités de la maladie : préserver son intégrité. Reconnaître l'autre pour ce qu'il est, lui témoigner une considération sans condition, une attention d'autant plus forte qu'elle signifie notre attachement à sa cause, à son intérêt supérieur, et lui manifeste le sens de notre présence auprès de lui, c'est affirmer les valeurs de la bienveillance et de la sollicitude, là où par négligence ou par renoncement elles risquent d'être abolies.

Il ne s'agit pas tant de « bien traiter » la personne que d'être soucieux de son « bien », de ce précieux qu'elle confie au professionnel de santé ou du médico-social lorsqu'elle n'est plus elle-même en capacité de l'assumer seule sans soutien, sans présence vigilante, inquiète de son existence, à ses côtés au quotidien. Ce « bien » se révèle complexe en ce qui pourrait le définir, le circonscrire : il ne se limite pas à la seule santé de la personne, tant il est constitutif de ce à quoi elle est

---

1. Je n'établis pas ici de distinction entre l'acte médical et le soin.

attachée, de son identité, des conditions de son bien-être, pour ne pas dire de la persistance de son être – ce qui doit mobiliser notre attention à son égard. Dès lors, dans son intentionnalité même, l'acte de soin ou d'accompagnement se comprend comme un geste, une attitude, une démarche en humanité témoignant d'un souci de l'autre. Il est l'expression d'une considération qui engage et oblige. Il convient de penser ensemble au sens de nos responsabilités là où la cité est interpellée dans ses solidarités les plus urgentes. Comment, concrètement, bien veiller sur la personne qui s'en remet à nous dans une fonction de veilleur pour lui épargner l'insupportable et l'assurer d'un indéfectible attachement ? Comment être préoccupé de notre manière d'être et d'agir, de la recevabilité de ce que nous mettons en œuvre, de nos projets au service de la personne pour lui permettre de se ressentir accueillie en fraternité dans une démarche qui vise – il convient de l'affirmer – à contribuer à son bien-être, à sa réalisation, du moins ce à quoi elle peut encore aspirer dans son parcours en humanité ? Plutôt que d'estimer, en fonction de nos critères personnels ou des seules considérations relevant d'une idée déterminée ou idéalisée des bonnes pratiques professionnelles, ce qui est « bien » pour la personne, il s'avère justifié de tout mettre en œuvre pour comprendre, considérer et soutenir ses aspirations, atténuer voire compenser des incapacités momentanées ou définitives, selon sa propre hiérarchisation de ce qui lui paraît préférable, dans un contexte donné souvent limité. Cela consiste à créer, en quelque sorte, un environnement favorable, un espace relationnel propice à l'exercice d'un soin ajusté à sa demande ; la personne étant ainsi capable de mobiliser les ressources intérieures et les compétences autour d'elle indispensables à sa complétude, à une certaine sérénité nécessaire à l'affirmation de ce qui lui importe ici et maintenant. Mais l'autre enjeu consiste – on peut saisir la difficulté de l'objectif à atteindre – à préserver en la personne une capacité d'initiative, la faculté d'exercer un pouvoir sur son présent et sur ses choix encore possibles : lui reconnaître ainsi cette dignité dans l'expression, même ténue et fugace, de son autonomie. Être bienveillant à son égard, c'est la respecter dans cette part de liberté, cette aptitude à décider encore, même si parfois ce pour quoi elle affirme son attachement dans l'instant présent peut contester ce qui nous semblerait, pour elle, le plus indiqué. Plutôt que de s'opposer à ce qu'elle souhaite, ne conviendrait-il pas de comprendre les motivations et les significations de ses choix, et d'envisager ensemble de quelle manière y satisfaire au mieux ?

Tentons d'aller plus avant dans l'approche de ce qui justifie aujourd'hui de situer au plan des priorités de l'accompagnement l'exigence de « bien faire », de bonnes pratiques qui accomplissent, fidèles à son esprit, les missions dévolues à cette médiation si spécifique que constitue l'assistance en situation de maladie, de handicap ou de « perte d'autonomie ». Cette démarche me semble plus recevable que ne le serait l'invocation d'une conception visant à « faire le bien », à se fixer l'objectif d'une bienfaisance qui relève à tant d'égards d'une vision subjective idéalisée, certes généreuse, voire caritative, mais à certains égards équivoque, pauvre en arguments partagés, voire contestable au regard de la prise en compte de ce que la personne serait en droit d'exprimer et d'espérer.

Certaines positions à la fois intrusives et relevant d'un esprit de méthode soumis à la rigidité de mentalités et de pratiques systématisées, appliquées de manière indifférenciée et routinière, compromettent les conditions de la relation indispensable à l'élaboration concertée d'un projet de vie pensé ensemble. C'est l'ouverture, la curiosité de l'autre rencontré en un temps donné de son parcours personnel, porteur d'une histoire, d'une aventure humaine qui rendent possibles la rencontre et cet enrichissement réciproque dont les professionnels qui en ont compris l'indispensable signification nous disent l'inestimable valeur. Au nom de quelles certitudes s'évertuer à imposer nos conceptions d'un « bien » dont on serait censé détenir la compétence, pour ne pas dire la vérité, alors que précisément là sont les limites de l'expertise professionnelle ? Pour être en capacité de dépasser la seule mise en œuvre de procédures indifférenciées, il convient de comprendre la nécessité d'une retenue, d'une réticence, reconnaissant à l'autre un espace propre, une sphère privée, la capacité d'encore « vivre sa vie » selon ce qu'elle a été jusqu'à présent, selon ce qu'il souhaite en faire jusqu'à son terme.

Les professionnels de la relation humaine, de la présence à l'autre dans le respect et le soutien, parviennent au niveau le plus abouti de leur exercice, pour ne pas dire de leur art, dès lors qu'ils comprennent ce que signifient l'accueil et l'hospitalité. Savoir ce qu'est la rencontre de l'autre, comment la faire vivre, l'habiter pour s'ajuster à cette part d'échange dans le soin et l'accompagnement dont chacun éprouve à sa manière, et sans pour autant trop en dire, le sens indispensable et profond.

On n'évalue pas, comme on le ferait d'un indicateur, la bienveillance ou la bienfaisance d'un tel échange : elles s'éprouvent ensemble, au point parfois d'avoir le sentiment d'un aboutissement, d'être parvenu à un équilibre, à une réalisation qui comblent en retour. C'est ce qu'évoquent les professionnels lorsque, en dépit des contraintes et de la dureté de certaines confrontations, ils disent être parvenus au plus loin dans la relation. Ils éprouvent en quelque sorte la sensation d'une complétude qui se vit dans le bonheur d'avoir pu cheminer pour atteindre un certain horizon : parvenir « au bout des soins ».

L'ombre des maltraitances

Ces quelques données ayant été posées, tentons une approche de ce que serait la bienveillance, du point de vue de notre attachement à l'idée de démocratie évoquée sous différentes approches dans cet ouvrage.

« Nul ne sera soumis à la torture, ni à des peines ou traitements cruels, inhumains ou dégradants[2]. » Convient-il de rappeler que les abus commis sur les personnes déportées dans les camps de la mort ont contraint au respect de principes inconditionnels, éveillant la conscience médicale insultée lorsqu'elle a ainsi consenti à la barbarie ? Le code de Nuremberg (1947) érige, comme une des règles essentielles appliquées aux pratiques de la recherche biomédicale menée sur la personne, l'impératif de solliciter l'expression d'un consentement éclairé. La personne doit être sollicitée dans sa faculté de décider, de consentir ou alors de s'opposer à une option de traitement ou d'inclusion dans un protocole expérimental, une fois informée des enjeux et des conséquences de son choix. L'arbitrage argumenté et la concertation dans le cadre d'une relation intègre s'opposent à l'arbitraire dès lors que chaque situation est reconnue dans sa singularité et fait l'objet d'un examen spécifique. Il convient de

---

2. Déclaration universelle des droits de l'homme, Assemblée générale des Nations unies, art. 5, 1948.

permettre à la personne de se situer, de se prononcer et d'être ainsi reconnue dans sa personnalité morale, dans ses valeurs et ses droits, y compris lorsqu'elle refuse une thérapie, un soin, une proposition d'accompagnement, d'assistance, et confronte parfois le professionnel ou les proches au dilemme de n'avoir pas été en mesure de la convaincre en faveur de ce qu'ils estiment être son « bien ». Cet espace de liberté d'appréciation apparaît indispensable afin d'éviter l'insoutenable violence d'une soumission à une procédure indifférente à l'autre, à ce qu'il attend ou espère encore de la sollicitude qui pourrait lui être témoignée, y compris en maintenant le lien d'une présence dans une phase transitoire d'absence d'initiative, avec l'objectif de rétablir plus tard un sentiment de confiance qui rendra alors possible une prise de décision consentie. La patience dans ce domaine est un exercice délicat, tout particulièrement lorsque l'expérience inciterait à intervenir au nom de l'intérêt supérieur d'une personne dans l'incapacité d'en saisir la signification. Dans des situations sensibles, douloureuses et incertaines, le respect de règles contribuant à la retenue mais également à la cohérence d'un processus décisionnel concerté, progressif, proportionné, évalué, réversible, est de nature à favoriser l'acceptabilité de ce qui apparaît *a priori* si redoutable à assumer.

C'est dire la vigilance qui s'impose aujourd'hui. Les logiques gestionnaires, les contraintes organisationnelles, les protocoles et procédures s'emploient – trop souvent et sans s'attacher aux pondérations nécessaires – à ramener l'exercice du soin à des pratiques systématisées, reproductibles car modélisables, au point d'être jugées comme étant opposées aux principes de respect de l'autre dans sa singularité, sa personnalité, sa volonté propre. Imposer à l'autre des règles, des normes, des conceptions relatives à ce qui lui est nécessaire sans prendre le temps de penser aux conséquences de ces logiques, de se concerter avec lui, n'est-ce pas conditionner la relation à une forme d'ordonnancement (parfois même, à l'extrême, d'abus ou de violence) qui entrave toute liberté, toute créativité, ton attention véritable ? Est-ce considérer l'autre de manière juste, être bienveillant à son égard que de renoncer, ne serait-ce que du fait de convenances organisationnelles, à apprécier la pertinence et la recevabilité de nos décisions sans comprendre que trop souvent elles accentuent les vulnérabilités et accroissent la sensation de dépendance ? Il n'est pas concevable d'envisager les missions confiées aux professionnels du soin ou du médico-social départies de l'exercice d'une conscience individuelle, de cette part de responsabilité consciente d'obligations à l'égard de l'autre, attentive à son respect sans conditions. Y compris lorsque cet engagement contraindrait parfois à adopter une position quelque peu dissidente, dès lors que les normes et les finalités imposées s'avéreraient inacceptables, insupportables car inconciliables avec les principes universels du soin. « La personne malade a droit au respect de sa dignité[3]. » C'est bien de la dignité qu'il nous faut être préoccupés avant toute autre considération : celle de la personne qui s'en remet à notre prévenance, celle des intervenants professionnels qui l'accueillent pour la soigner et l'accompagner, celle des institutions et plus largement de la société. Tous doivent être garants de l'effectivité des valeurs de sollicitude mobilisées pour être auprès de l'autre, en soutien bienveillant, en présence signifiant, au-delà d'actes compétents, qu'on ne l'abandonne pas.

---

3. Loi n° 2202-303 du 4 mars 2002 relative aux droits des malades et à la qualité du système de santé, art. L 1110-2.

La maltraitance affleure lorsque le questionnement et la capacité critique n'ont plus leur place, sont contestés dans la dignité dont ils témoignent, et que de la sorte s'appauvrit l'acte de sollicitude et de solidarité de ce qui lui est constitutif du point de vue de ses fondements à la fois philosophiques et politiques dans la vie démocratique. Peut-on s'étonner alors que dans un contexte favorable à l'instrumentalisation des acteurs professionnels, à la promotion des référentiels utilisés avec leurs indicateurs pour évaluer les pratiques plus soucieux de rationalité gestionnaire que d'attention éthique, les intervenants risquent de perdre les repères indispensables à l'exercice de leurs missions ? Ils se désinvestissent alors d'obligations qu'on leur enjoint d'occulter, au point, parfois, d'en devenir « maltraitants » à l'égard de la personne malade mais également vis-à-vis d'eux-mêmes et au sein des équipes. Il serait opportun d'approfondir l'analyse de cette perception que l'on peut avoir d'institutions maltraitantes, de collaborateurs maltraités, là où devrait prévaloir un sens élevé du souci de soigner l'autre avec humanité, humilité, discernement, justesse, et donc en lui témoignant notre bienveillance.

Évoquer l'éthique, la justesse et la recevabilité d'un soin et d'un accompagnement dans la vie, c'est interroger et soutenir en pratique les valeurs qui éclairent et légitiment les choix. Rien à voir avec la détermination de ces critères organisationnels qui produisent des procédures systématisées qu'il suffit de respecter pour se conformer aux règles prescrites. La traçabilité de l'acte dûment quantifié est portée sur un relevé. La case est cochée, sans appréciation portant sur le geste de soin : l'efficience prime sur la signification d'une relation. Nous ne saurions nous satisfaire sans autre forme d'une culture de la bienveillance ainsi ramenée à l'évaluation d'indicateurs qui porteraient par exemple sur des indices de satisfaction transposés de secteurs professionnels de la consommation qui imprégneraient ainsi les pratiques soignantes. La relation de soin est-elle réductible à une prestation de service, alors que tant d'enjeux essentiels déterminent le sens d'un engagement humain si singulier ? La question mérite d'être posée, y compris du côté des « consommateurs de soin » et des exigences qu'ils formulent souvent de manière individualiste et sans tenir compte du bien commun. Pour autant, en dépit de la critique portant sur des méthodes qui détournent trop souvent d'une prise en compte courageuse des facteurs qui contribuent à la maltraitance afin d'y remédier, des évolutions significatives interviennent dans le contexte des institutions : nous ne pouvons que nous en féliciter et les encourager. Soyons lucides, elles tiennent plus souvent à la qualité de l'investissement de personnes soucieuses de valeurs fortes de bienveillance qu'à des normes qui sont érigées au rang des règles de management, et s'ajoutent ainsi à tant d'autres injonctions contradictoires. Il nous faut témoigner plus de considération aux professionnels qui, dans le contexte présent, malgré les difficultés évoquées notamment dans les pratiques du soin et de l'accompagnement au sein du service public, considèrent que la bienveillance constitue une des valeurs d'humanité avec laquelle on ne transige pas. Toutefois, il est des conditions d'exercice qui exposent à des formes plus ou moins insidieuses, ou alors tolérées, de la maltraitance privée ou publique. Qu'en est-il de la bienveillance dans l'expérience vécue de la maladie au domicile, mais également lorsque de manière définitive il convient de se résoudre à ce que les derniers temps de l'existence aient pour cadre une

institution aux représentations si affligeantes en dépit
d'évolutions, là également, à reconnaître et à valoriser ?

L'exil, chez soi

Le soin de la personne malade dans le contexte de son
domicile se développera dans les années qui viennent,
du fait d'un recours à l'ambulatoire, d'hospitalisations
de courte durée et d'un suivi nécessaire, souvent sur
une période prolongée, ne serait-ce que pour les maladies chroniques. L'« hospitalisation à domicile » (HAD)
associe avec une même exigence et dans le cadre d'un
projet cohérent l'ensemble des intervenants au service
de la personne malade mais aussi de ses proches. Les
droits de la personne malade à son domicile ne semblent
cependant pas mobiliser autant que ceux de la personne
hospitalisée, ce qui ne manque pas d'interroger et justifie
donc que soient précisés certains repères.

Les quelques principes qui semblent s'imposer d'emblée sont le respect de la personne, de son intimité, de
sa singularité, de ses préférences et de ses choix ; un
souci de confidentialité, de discrétion, de non-jugement ;
une exigence à la fois de cohérence, de compétence
et de concertation dans la mise en œuvre du dispositif
d'intervention, tenant compte de l'évolutivité possible
des circonstances ; une capacité d'anticipation des
situations de crise ou de décisions nécessaires, en
privilégiant le choix de la personne, son intérêt direct et
la collégialité dans l'arbitrage. Deux questions peuvent
synthétiser nombre d'enjeux. Quels engagements réciproques, dans le cadre d'une alliance thérapeutique,
justifient cette nécessaire confiance faite *a priori* à des
professionnels dont on accepte, par nécessité, qu'ils

pénètrent dans la sphère privée, qu'ils interviennent parfois sur une durée qui peut être longue dans cet espace intime de refuge qu'est le domicile, témoins de ce que l'on a de plus personnel ? D'autre part, quelles limitations déterminer ensemble, afin d'éviter le sentiment d'un envahissement qui menacerait des valeurs et des attachements essentiels, accentuant les vulnérabilités et les dépendances au détriment d'une exigence d'autonomie ?

Le « retour au domicile » est souvent l'attente la plus pressante qu'exprime la personne malade. Retrouver son « chez soi », un environnement familier, ses repères et une certaine intimité. Encore convient-il que le domicile soit compatible avec la continuité des soins, et que la personne y dispose d'un contexte favorable à un suivi de qualité. Ce n'est pas toujours le cas, de telle sorte que des personnes se voient contraintes à un parcours de soin en institution alors qu'elles aspireraient à recouvrer une certaine indépendance, une réintégration dans ce qu'était jusqu'alors leur milieu de vie[4]. Avant la « naissance de la clinique » et, ces dernières décennies, la technicisation de l'hôpital, la maladie se vivait plus habituellement chez soi que dans le cadre d'une institution ; les pratiques médicales et les dispositifs de soins étaient alors moins prégnants, même si les conditions ne s'avéraient pas toujours les plus favorables à la qualité des prestations, on le sait.

Les évolutions scientifiques et médicales favorisent des traitements qui permettent de préserver une vie qui pouvait être compromise à brève échéance, de telle sorte que le nombre de personnes affectées d'une maladie

---

4. L'« institutionnalisation » sera évoquée dans le paragraphe suivant.

chronique[5] prend de l'ampleur et justifie des réponses innovantes s'agissant de l'accompagnement : elles ne sont pas aujourd'hui à la hauteur des besoins et des attentes d'un point de vue organisationnel comme en termes de conséquences financières, ce « reste à charge » si délicat à assumer par la personne dans le contexte précarisé de la maladie. Les contraintes inhérentes au suivi médical de certaines maladies « de longue durée » aboutissent à ce que l'espace de vie de la personne se médicalise, de telle sorte que le domicile perd son identité, son intimité pour ressembler à une dépendance ou à une sorte d'extension de l'hôpital. La sphère privée se voit quelque peu annexée par la succession d'interventions professionnelles relevant d'une cohérence qui ne tient que peu compte du rythme de vie de la personne et même de ses proches. Comment préserver un bon équilibre entre les nécessités techniques et le respect de la personne dans un cadre favorable à la continuité d'une existence « comme avant » et organisée de manière à rassurer et à mobiliser les ressources indispensables à l'engagement contre la maladie ?

Les nouvelles technologies de l'information et de la communication modifient les dispositifs d'« aide à la personne » et compensent les limitations progressives de son autonomie. Ces évolutions ne sont pas cependant sans susciter bien des questions en termes de respect de l'intimité, de confidentialité, d'exercice intrusif d'un contrôle, d'une surveillance, voire d'instrumentalisation de la relation de soin. L'existence de la personne malade au domicile qui aurait pu aspirer à une forme

---

5. En 2014, 9,9 millions de personnes affiliées au régime général de l'Assurance Maladie bénéficiaient du dispositif des affections de longue durée (ALD). Sources : Assurance Maladie.

d'indépendance et à une capacité d'autodétermination est ainsi, sans qu'y soit accordée une véritable attention, tout autant soumise aux logiques et contraintes du soin comme c'est le cas au cours des hospitalisations.

Comment assurer la cohérence et la continuité de la mise en œuvre du projet de soin, situer la personne malade au centre des préoccupations dans le dispositif alors que nombre d'impératifs parfois contradictoires doivent être conciliés ? Comment privilégier le choix de la personne dans la désignation des intervenants souvent imposés sans la moindre concertation, et dont les prestations relèvent de modalités de gestion qui induisent dans bien des cas un *turnover* très peu conciliable avec l'élaboration d'une relation de confiance ? De quelle manière assurer à la personne malade que la confidentialité sera préservée, alors que de multiples professionnels aux statuts différents partagent des informations sensibles et sont parfois amenés à déterminer ensemble des stratégies thérapeutiques sans que la personne y soit directement associée ?

De tels enjeux sont d'autant plus déterminants que chez elle la personne malade a le sentiment d'être exposée à des regards plus ou moins respectueux et indiscrets. À cela s'ajoute une autre contrainte : les professionnels sont parfois remplacés, je l'ai évoqué, selon les circonstances, et donc incapables d'assurer la continuité de leur exercice comme ils y aspireraient selon un certain idéal de la relation de soin. Enfin, dans un contexte de management où prévaut l'« impératif temps », les prestations sont parfois réduites « à l'essentiel » au détriment de la qualité relationnelle. Devoir ainsi s'adapter, réexpliquer sans fin, vérifier que la transmission des informations s'est faite dans de bonnes conditions, attendre bien souvent en cas de retard ou alors être réveillé brusquement lorsque le planning est modifié : voilà autant de difficultés au quotidien qui accentuent la sensation de dépendance et altèrent la qualité de vie plus qu'on ne le pense.

Ces circonstances modifient profondément le rapport à l'autre, vulnérable dans la maladie ou les limitations relatives à son autonomie.

Les professionnels sont accueillis par la personne malade et la rencontrent dans son espace privé. Ce partage de l'intimité modifie la nature de la relation de soin qui, pour être plus familière, risque parfois de pâtir de la complexité des circonstances, notamment lorsque des prises de décision délicates s'imposent. La relation avec le proche a également ses spécificités, dès lors que le conjoint peut se trouver en position de suppléer à l'intervenant professionnel, voire de coordonner le dispositif des prestations. Préserver une position loyale, notamment s'agissant du respect de la confidentialité à l'égard des uns et des autres, n'est pas toujours aisé. Il en va de même du point de vue de la neutralité, en cas de conflits familiaux ou de divergences d'appréciation. Les professionnels ont souvent comme partenaire un proche (parfois désigné comme « aidant naturel ») qui, par sa vigilance ou son assistance pratique, est reconnu dans une fonction propre dans la « chaîne du soin ». Il leur faut toutefois respecter la position de celui qui préfère se maintenir dans la position de l'« aimant » plutôt que d'opter, en rupture avec des liens qui se sont construits à travers une histoire humaine, pour celle de l'« aidant ». On sait l'impact parfois péjoratif de l'évolution des rapports au sein d'un couple vers ce qui ne relève plus que d'une relation d'aide dans le soin, avec les ambivalences et les risques que cette situation peut induire. Les professionnels peuvent avoir du reste à tenir compte de l'état de santé, de la fatigue ou de la lassitude du/des proche(s) dont dépend très directement le bien-être de la personne malade. Ils peuvent être amenés, dans certains cas, à souhaiter intervenir de manière excessivement pressante sur des prises de décision qui s'imposeraient selon eux, en donnant même parfois l'impression de privilégier leurs propres considérations au détriment de l'attente profonde de la personne malade. Comment préserver une position professionnelle de neutralité dans un contexte parfois « exposé » et maintenir comme préoccupation supérieure l'intérêt direct de la personne malade ?

Au moment où la position des proches fait l'objet d'attentions fortes, et que leur fonction et leurs compétences sont valorisées, voire héroïsées[6], il conviendrait à la fois de ne pas les contraindre à un rôle qu'ils pourraient ne pas souhaiter assumer, et ne pas surhausser l'importance de leurs choix à l'encontre des droits propres de la personne malade. Dans le suivi de certaines maladies qui affectent l'autonomie de la personne, le conjoint est très souvent le proche. Lorsque la personne malade est dans l'impossibilité de communiquer directement, il devient même le seul interlocuteur parfois assigné à se substituer à elle dans tout ce qui la concerne au quotidien. Comment dès lors éviter de lui faire assumer des décisions souvent délicates qui peuvent dénaturer sa relation avec la personne malade, ne serait-ce qu'au regard des engagements pris ou de sa loyauté dans un contexte de vulnérabilités partagées ? Certaines décisions s'imposent dans le parcours de soin

---

6. Parfois même instrumentalisées, ne serait-ce que pour répondre à des pressions d'ordre économique et au manque de disponibilité d'intervenants au domicile comme, par exemple, les auxiliaires de vie dont l'apport est rarement estimé à sa juste mesure.

au domicile : une hospitalisation en urgence, l'orientation vers une structure spécialisée, voire vers un établissement d'hébergement. Selon quels critères et avec quelle concertation envisager une prise de décision complexe dans le cadre du domicile ? Comment anticiper et respecter la volonté propre de la personne malade ?

Le domicile doit demeurer un lieu familier, un refuge protecteur à l'abri des menaces extérieures, un huis clos apaisant, sauvegardé des intrusions, intime, propice à la sérénité, au bien-être, d'autant plus lorsqu'on y vit la maladie. Il ne saurait devenir, par défaut, une extension de l'hôpital qui livrerait le malade à la *noria* du passage furtif d'intervenants anonymes, prestataires d'un service exercé sans considérer comme impératif le respect de la personne dans ses droits et dans ses choix. Au moment où les politiques de santé visent à renforcer les dispositifs de proximité, les courts séjours d'hospitalisation en ambulatoire, les conditions d'organisation du vécu au domicile notamment de la maladie chronique, une véritable réflexion sociétale s'impose à nous. Comment inventer ce séjour si spécifique chez soi, auprès des siens ou parfois solitaire, pour y suivre également les traitements souvent sur un long terme ? Comment ne pas faire du domicile un lieu d'enfermement médicalisé, relégué, oublié de tous, désocialisé ? Quelle place accorder aux temps dits de « répit », pour des moments en dehors de chez soi, favorables à l'ouverture sur d'autres perspectives que la maladie ? Quelles solidarités et innovations de toute nature penser aujourd'hui au rang de nos urgences et de nos devoirs à l'égard des personnes vulnérables dans la maladie et de leurs proches[7] ? Ne convient-il

---

7. Dans le cadre d'un partenariat avec l'Association Voisins solidaires, notre Espace éthique développe actuellement une initiative

pas d'affirmer en des termes politiques les droits de la personne malade dans sa vie quotidienne, au sein de la cité, à son domicile ? Et de telles questions ne sont-elles pas empreintes d'une autre gravité encore, lorsqu'est évoqué le temps de l'« institutionnalisation » ?

« Institutionnalisation »

Je n'aborderai ici que les Établissements d'hébergement pour personnes âgées dépendantes (EHPAD), tant cette réalité permet de saisir nombre d'enjeux transposables à d'autres structures qui accueillent des personnes parfois pour un long temps de leur existence. Il est bien évident que notre attention de démocrates, à l'égard de ces espaces d'hospitalité encore trop relégués et négligés, devrait s'exercer autrement qu'avec une certaine gêne lorsqu'il ne s'agit pas d'indifférence : en termes de revendications qui concernent les valeurs que nous aspirons à partager et à vivre ensemble.

Les professionnels intervenant en EHPAD assument souvent de manière exemplaire des missions peu reconnues. Je suis témoin de leur engagement auprès de personnes souvent affectées dans leur capacité d'exprimer une volonté libre, que l'on « place » en institution lorsque le maintien au domicile s'avère impossible. Un conjoint incapable d'assister plus longtemps celle ou celui qui a perdu toute autonomie, un espace de vie incompatible avec un suivi médicalisé, une situation de crise ou d'aggravation de l'état de santé constituent

---

visant à mobiliser les voisins afin d'apporter, dans la proximité du quotidien, un soutien concret aux personnes malades ainsi qu'à leurs proches.

autant de ruptures qui contraignent à des décisions vécues douloureusement faute d'anticipations et bien souvent d'autres perspectives. Car l'entrée en institution s'impose trop habituellement dans l'urgence ou par défaut, lorsque les alternatives sont épuisées et qu'une « place » se libère enfin. Il s'agit rarement d'une décision volontaire, négociée, consentie, tant l'image de l'« institutionnalisation » semble révoquer ce à quoi la personne était jusqu'alors attachée : sa liberté, sa sphère privée, ses habitudes, ses préférences et plus encore un cadre de vie familier. En dépit de prévenances et de réassurances, dès la visite de l'EHPAD et l'entretien d'accueil la vision péjorative de ce « dernier lieu d'existence » s'impose comme une marque, une forme de stigmatisation et de relégation sociale ressentie comme une déchéance. On évoque à propos de ces établissements cette notion de « bout du bout », et ce ne sont pas les quelques tentatives d'ouverture sur la cité qui permettent de maintenir une citoyenneté dont bien des indices donnent le sentiment que la personne ainsi « hébergée » est destituée.

Comment des personnes qui sont parfois restées de longues années chez elles, soutenues par des proches au cours de l'évolution d'une maladie, vivent-elles la séparation, l'intégration dans une structure spécialisée ? Sont-elles encore reconnues dans l'expression d'une parole propre qui exprime leur refus, alors qu'il leur est asséné que cette mesure est « prise pour leur bien », parfois en les trompant quand on renonce à leur avouer qu'elle est définitive ? Les proches, accablés et comme usés eux aussi par des années de luttes épuisantes, les « abandonnent » avec un sentiment de culpabilité dans ces établissements qui habituellement ressemblent si peu à ce qu'ils espéraient « de mieux » pour l'être cher[8]. Ils n'auront pas été en mesure de l'accompagner jusqu'au bout « à la maison », ce qu'ils éprouvent comme un manque de loyauté au regard d'un engagement qu'ils auraient souhaité pouvoir tenir. On ne saurait éviter également les aspects financiers du coût de cet hébergement (entre 2 000 et 5 000 euros, selon les « formules », davantage encore dans des résidences d'exception), la nécessité d'y engloutir les quelques économies réunies, d'y sacrifier les biens qui auraient pu être transmis, ou alors d'imputer à des membres de la famille un devoir de solidarité qui éveille parfois des conflits latents. Certaines personnes âgées se laissent ainsi « glisser », choisissant de renoncer de manière anticipée à l'existence pour « ne pas peser davantage » sur leurs proches. Qu'en est-il dans ces conditions des questions de liberté et de justice, à l'épreuve d'un réel souvent violent, voire sordide ?

En décrivant ainsi certaines réalités extrêmes du « placement » en institution que l'on ne peut pour autant dissimuler, j'ai bien conscience d'être partiel et partial dans mon propos et de ne pas rendre l'hommage qui s'impose à tant d'initiatives profondément différentes. Celles que je connais et qui sont représentatives d'une tout autre approche de la personne âgée dépourvue d'autonomie, reconnue pour ce qu'elle est, respectée dans la dignité et la tendresse jusqu'aux derniers instants

---

8. J'observe que les représentations péjoratives de ces établissements imprègnent nos perceptions de réalités qui pourtant peuvent surprendre aujourd'hui par la qualité des prestations et de l'environnement dont peut bénéficier la personne accueillie. En fait, un élément déterminant tient à des considérations liées au financement de ces hébergements, à la disponibilité et à la formation des professionnels et à l'état de santé (notamment du point de vue des capacités d'autonomie) de la personne qui y séjourne.

de sa vie. Un mouvement de mobilisation parcourt plus qu'on ne le pense ces espaces ultimes de la sollicitude et du soin. Il conviendrait de soutenir ceux qui témoignent d'un sens de la solidarité et de la fraternité là où notre société considère parfois, avec tant d'outrance, qu'il est des existences grabataires indignes d'être vécues… La « démocratie sanitaire » est incarnée de manière souvent insoupçonnée par ceux qui résistent au nom d'une conception de la dignité qu'on ne saurait contester aux personnes affectées par une maladie souvent assimilée à une forme d'indignité !

Soutenir la question des libertés fondamentales dans un contexte où l'on s'habitue trop vite, ne serait-ce que par convenance, à s'en distancer, me paraît de nature à restaurer une confiance en des institutions souvent elles-mêmes marginalisées et dépréciées. Selon quels critères évalue-t-on l'impératif de déraciner une personne de son environnement de vie, de manière habituellement irréversible, pour lui imposer un cadre où elle perd bien vite ses ultimes repères et toute forme d'intimité ? Car être reconnu comme un être libre, c'est tout autant être respecté dans ses décisions, ses refus, ses assentiments (même limités à quelques signes encore expressifs), que dans ses secrets, ses préférences, ses envies. Sans y accorder l'attention nécessaire, dans nombre d'établissements des informations d'ordre personnel circulent sans le moindre respect de la confidentialité, ce qui constitue un abus caractérisé, un manque d'égards et de protection. Qu'on puisse se voir soumis à l'arbitraire de décisions et de contrôles imposés selon des règles ou des habitudes rarement discutées, revêtu le matin de tenues indifférenciées comme le sont les survêtements, contraint par des rythmes et des ordonnancements peu soucieux de ce à quoi aspirerait la personne, nous conduit à nous interroger sur les dispositifs et les mentalités. Je n'évoquerai pas les quelques situations de contention physique, les actes brusques ou maltraitants, les camisoles médicamenteuses. Autant d'abus qu'expliquerait l'idéologie de la précaution institutionnalisée ou la nécessité de compenser des carences en effectifs soignants, et non, comme on l'avance pour justifier l'injustifiable, la protection et le bien-être de la personne. Qu'en est-il dans de telles conditions et avec de telles logiques (souvent inspirées par un souci de rentabilité et d'efficience) du respect de la volonté de la personne ainsi ramené à des pratiques incompatibles avec l'idée que l'on peut se faire de la dignité humaine et tout autant avec les valeurs du soin et de l'accompagnement ?

Tout cela doit être affirmé et pris en compte, ne serait-ce que pour faire davantage apparaître, par comparaison, la signification propre de ces modes d'hospitalité développés dans les EHPAD innovants qui conçoivent et assument autrement la responsabilité de leurs missions. La personne ne peut poursuivre son parcours dans l'existence et s'épanouir en institution que pour autant qu'elle soit reconnue, estimée, écoutée, ayant le sentiment d'être membre d'une communauté vivante, créative, ouverte sur l'extérieur. Rien à voir avec les lieux d'enfermement et de désespérance, ces couloirs où sont alignées dès le matin des personnes attachées, assoupies sur un fauteuil roulant, avec pour fond sonore un programme de télévision indifférencié en continu, et que l'on gave d'aliments réduits en bouillie aux horaires compatibles avec l'organisation générale de la structure qui, également, privilégie le port systématique de « protections » rendant incontinente la personne quelques jours après son arrivée…

Je suis convaincu que le souci de liberté s'avère déterminant dans un contexte où la perte d'autonomie, le cumul de dépendances et d'altérations affectent la personne dans l'idée même que certains osent porter sur sa dignité et son humanité même. Pour les professionnels eux-mêmes, réfléchir à la liberté de l'autre, au pouvoir que l'on risque d'exercer sur lui faute de respect et de discernement, peut contribuer à la réhabilitation d'un exercice professionnel qui doit être assumé de manière digne. En EHPAD, comme dans d'autres institutions, la liberté a un prix, au même titre que la qualité de vie. Pour être attentif à la personne, disponible et prévenant, il est indispensable de bénéficier de compétences mais également d'équipes en capacité s'assurer la multitude de fonctions souvent complexes et prenantes. Je considérerais donc comme une avancée de la « démocratique sanitaire » l'expression d'une véritable attention politique portée à ces territoires trop retirés de l'espace public, trop marginalisés alors que l'on doit y défendre des valeurs d'autant plus exigeantes qu'elles concernent des personnes vulnérables, souvent incapables de revendiquer quoi que ce soit pour elles. La loi du 28 décembre 2015 relative à l'adaptation de la société au vieillissement devrait permettre des évolutions nécessaires qui puissent notamment bénéficier aux personnes fragiles dans le vieillissement et la maladie qui vivent parmi nous, dépourvues, en phase évoluée de leur perte d'autonomie, de la capacité de faire valoir ce qu'elles sont, ne serait-ce que dans l'expression de leurs droits.

Je reviens toutefois sur quelques considérations d'ordre éthique déjà évoquées, mais qui me semblent justifier d'être reprises alors que s'achève notre réflexion sur les valeurs du soin. Un aspect important de notre expression du respect témoigné à l'autre affaibli dans la maladie tient à notre reconnaissance de sa sphère privée, à l'attention portée à ce qui relève de son intimité, de ce qui est de l'ordre de son secret. L'intrusion, la contrainte, l'envahissement du quotidien par les impératifs des soins et du traitement se révèlent en bien des cas inconciliables avec ce que peut endurer une personne. Des logiques organisationnelles où priment d'autres intérêts que ceux de la personne l'assujettissent trop souvent à une sensation de dépendance extrême qui altère toute forme de liberté, toute capacité d'aspirer à la quiétude. Comment parvenir à envisager dans de telles conditions la justesse d'une relation ? Comment réhabiliter cette politesse de la retenue, de l'humilité du soin au service de la personne dans la discrétion, la pudeur, la sensibilité ?

En fin de compte, je ne suis pas certain de la pertinence du recours à des slogans, à des prescriptions ou à des injonctions qui font irruption, selon l'esprit du moment, pour mobiliser dans l'urgence autour d'une préoccupation estimée plus déterminante et impérative qu'une autre. L'humanité d'un soin et d'un accompagnement médico-social justes, cohérents et continus, intègre l'attention portée aux détails du quotidien au même titre qu'à l'accueil, à l'information, à la lutte contre la douleur, à l'apaisement des souffrances existentielles, à la consolation de ces deuils quotidiens qui, à un moment donné, saturent toute vision d'espérance, ainsi qu'à tant d'autres aspects quotidiens ou plus essentiels qui contribuent à la dignité d'existence de la personne malade ou en situation de fragilité. Il convient donc d'être soucieux des bonnes pratiques professionnelles et des conditions concrètes d'exercice pour qu'elles parviennent à porter et à maintenir un niveau effectif d'exigence à hauteur des missions confiées aux soignants, quelle que soit la spécificité de leur cadre d'intervention.

La personne malade éprouve, dans sa confrontation souvent solitaire et si difficilement dicible à la maladie, une souffrance et une forme de maltraitance que le soin a aussi pour fonctionner d'apaiser. C'est à l'apaisement de la personne, à son confort, parfois même à sa consolation qu'il convient de s'attacher si l'on vise à faire aussi de son traitement le cheminement vers une recouvrance de son intégrité, d'un « bien » d'autant plus essentiel qu'on en saisit l'extrême précarité.

Bienveillance démocratique

Ce qui me paraît essentiel dans la fonction soignante ou médico-sociale assumée auprès de personnes exposées à des vulnérabilités a été trop longtemps relégué aux marges de systèmes en fait plutôt maltraitants, voire évité, ne serait-ce que par déficit de reconnaissance témoignée à ceux qui s'efforcent de sauvegarder les principes auxquels ils demeurent attachés. Ces valeurs démocratiques dont ils s'efforcent d'être les garants sont souvent invoquées par les instances décisionnelles qui renoncent pourtant, dans trop de circonstances, à les respecter elles-mêmes dans leurs arbitrages et la mise en œuvre de politiques aux conséquences trop souvent discutables. Ainsi, un malentendu profond affecte la légitimité de certaines décisions institutionnelles, au point de diffuser un sentiment de discrédit, de mécompréhension, voire de mépris qui s'ajoute à tant d'autres fragilités conjoncturelles.

La dénonciation indifférenciée de la « maltraitance dans le soin ou l'accompagnement », la mise en cause de professionnels estimés – selon des allégations et des appréciations trop souvent aléatoires – peu attentifs à cette sollicitude indispensable à la relation à l'autre, ne suscitent que rarement des approfondissements permettant d'identifier les processus à l'origine de ces pratiques. Les violences systématisées dans certaines modalités de gouvernance induisent en effet des souffrances dont les conséquences sont évidentes. Lorsque les responsables politiques évoquent la dimension du *care* pour réhabiliter les conditions mêmes du lien social, ne se satisfont-ils pas rapidement d'une rhétorique qui justifierait des débats, des choix et surtout des engagements tangibles, des mesures concrètes ? De telles carences ont un impact d'autant plus flagrant dans les espaces du soin, là où résistent encore des membres de la cité fidèles à une conception de la sollicitude humaine qui tend à s'atténuer dans la société. Cette vigilance ou veille dans le soin doit être reconnue dans sa signification profonde et bénéficier d'un soutien effectif qui aujourd'hui est remis en cause.

En conclusion, je soutiens que dans la marginalité d'un soin et d'un accompagnement assumés par des professionnels mais aussi des membres d'associations qui eux ne désertent pas et ne cèdent pas aux mentalités de l'abandon, de la négligence et des « rigueurs budgétaires », s'exprime une forme de bienveillance démocratique comprise comme un acte de résistance. À certains égards j'y vois l'ultime témoignage d'une sollicitude qu'il est impératif de préserver. Résister au cumul d'irrévérences, d'insultes, de négligences cautionnées par une exaltation de l'individualisme et des stratégies contribuant aux confusions et aux reniements, c'est témoigner d'un souci de l'autre à l'égard duquel nos obligations s'avèrent d'autant plus élevées qu'il est vulnérable. Il ne s'agit pas tant de le protéger que de le reconnaître en ce qu'il est, parmi nous, respecté. Dès lors, l'exigence d'hospitalité me semble contribuer à réhabiliter ce sentiment d'appartenance, cette aspiration au « vivre avec » meurtris dans l'expérience déroutante du « parcours dans la maladie », de la relégation ou de l'« institutionnalisation » auxquels sont contraints ceux dont on conteste la place et parfois l'existence au sein de la cité. Comment être hospitalier envers l'autre, présent auprès de lui et de ses proches à domicile, ou alors l'accueillant au sein de structures d'hébergement qui dans trop de circonstances encore favorisent d'autres enjeux que l'attention consacrée à un projet d'accompagnement pensé dans la cohérence et la continuité d'une histoire de vie ? L'évitement de ces questions d'ordre politique ou le recours à des dispositifs précaires pour ceux qui, d'un point de vue économique, ne peuvent pas assurer le financement d'hébergements sélectifs en appelle à une exigence de justice assumée par des professionnels porteurs d'un projet militant. Cependant ils ne peuvent pas demeurer plus longtemps si solitaires sur le front de leurs engagements. Chacun doit comprendre que c'est ensemble qu'il nous faut envisager une approche digne de nos responsabilités. Faute de quoi nos renoncements ne peuvent qu'accélérer le délitement de notre pacte républicain.

CONCLUSION

UNE DIGNITÉ EN ACTE

« *Une patiente, effroyablement angoissée à l'idée de mourir, mais aussi à l'idée de vivre ce qu'elle appelle "sa déchéance", me confie : "Je n'ai jamais été aussi proche du suicide."*

Entendant de la peur dans ce qu'elle souhaitait me dire, je lui réponds :

"Voudriez-vous que nous vous en protégions ?

— Oui !

— De quoi auriez-vous besoin ?

— Qu'on m'aime !"

Cette relation aidante est porteuse de sens quand elle est faite de respect et de considération tels que la personne puisse se sentir encore importante pour quelqu'un et digne jusqu'au bout. Un patient, les yeux souriants et apaisés après plusieurs semaines traversées de révolte, de haine et de chagrin, m'a confié : "Je ne savais pas que je pouvais être aimé."[1] »

---

1. Témoignage de Simone Bevan, cadre infirmière.

Ces vigiles de la démocratie

Je rédige cette conclusion quelques mois après les attentats de janvier 2015, à proximité d'un des lieux parisiens qui viennent d'être frappés par les terroristes – les restaurants *Le Petit Cambodge* et *Le Carillon* – situé au bout de la rue Bichat qui longe l'hôpital Saint-Louis. Là où est installé l'Espace de réflexion éthique d'Île-de-France. Je saisis le caractère dérisoire, voire inconséquent et inconsistant, de ce que pourrait être une réflexion portant sur les valeurs démocratiques au regard de cette tragédie humaine. Mais je comprends également, après des mois d'échanges, qu'il est comme un devoir de contribuer à cette mobilisation nécessaire – chacun à sa place et en fonction de ce qu'il peut –, faute de quoi les prudences excessives ou les renoncements au nom de prétextes irrecevables signifieraient que nous consentons à la barbarie. C'est l'enseignement que je tire de ce qui m'a été transmis dans mon histoire familiale, du message si précieux dont nous sommes personnellement comptables, confié par les personnes qui ont su trouver le sens et le courage d'une résistance face à l'innommable. Mais cette compréhension de la responsabilité assumée et partagée tient pour beaucoup à cette aventure humaine que je poursuis depuis des années auprès de ceux qui défendent et soignent l'autre. Ils témoignent, au nom de la cité, d'un inconditionnel souci de son existence et, au-delà, d'un indéfectible attachement aux valeurs qui inspirent et obligent notre idée de la démocratie.

Certains parmi nous demeurent ainsi présents et disponibles dans l'hospitalité, l'accueil et parfois dans le recueil, cette expression d'une bienveillance qui jamais ne renonce à l'affirmation et à la défense des principes d'humanité. Là même où la confiance a perdu pour beaucoup la moindre consistance, on sait pouvoir s'en remettre dans la simplicité et la nudité d'une expérience limite à d'autres, préoccupés des valeurs indispensables lorsque l'ultime est à ce point engagé.

Je ne connais pas le langage qui exprime en vérité l'hommage qu'il conviendrait de leur rendre. Au nom de ceux qu'ils soutiennent avec compétence, en situation de crise ou après, lorsqu'il convient d'accompagner, de leurs mots fragiles et de leurs gestes parfois incertains, par cette présence invulnérable aux tentations d'abandon ou de renoncement, ils portent, dans l'exigence d'actes dignes et courageux, assumés comme leur devoir personnel, le témoignage d'une humanité qui permet de croire en l'humain, y compris face à l'inhumanité.

Tenter de pacifier la violence de ce qui se vit dans le désarroi et la solitude d'une souffrance si éprouvante qu'elle rend incapable de trouver des paroles pour l'exprimer peut paraître vain. Et pourtant, aux avant-postes d'un engagement parfois à mains nues, dans la proximité d'une rencontre qui expose à la vulnérabilité et à la misère de l'autre, ces vigiles de notre démocratie préservent ce lien à la vie et au sens du vivre-ensemble qui menace de rompre lorsque la barbarie, sous quelque forme qu'elle se manifeste, risque d'anéantir notre exigence de dignité. Ils demeurent présents à une attente dont ils savent qu'elle excède ce qu'ils peuvent, mais ne peuvent pas déserter alors que tant d'autres ont abdiqué, ne serait-ce que pour éviter une confrontation qu'ils refusent ou bien dont ils renoncent à reconnaître le sens des valeurs et des engagements qu'elle nous impose.

Je respecte l'intimité et la gravité de ces moments où se découvre ce qu'incarne de profondément vrai un acte consacré au soin, à la sauvegarde de l'autre. Ce geste d'humanité témoigné à celui qui souffre relève d'une sagesse acquise à l'épreuve de l'humain. Le temps est investi comme s'il s'agissait d'un ouvrage de patience, y consacrant une disponibilité de chaque instant, sachant qu'une vie en péril confère une inestimable signification au peu qui demeure et accentue la sensation de responsabilité.

Les approximations sont insatisfaisantes là où la rigueur détermine ses règles et où l'envie de survivre s'enracine dans l'humanité d'un regard, la tendresse d'une attention, la disponibilité d'une écoute. Se consacrer ainsi à l'autre, lui demeurer présent avec sollicitude et compétence, c'est le confirmer dans sa dignité, le reconnaître parmi nous, membre estimé de notre communauté. Défendre ainsi l'idée bien simple, bien humaine, de ce que signifie la dignité, dans des circonstances qui pourtant défient nos principes d'humanité et nos convictions, justifie un profond respect et une reconnaissance trop rarement exprimés.

« Valeurs de la République, du soin et de l'accompagnement »

Je reviens, pour conclure, sur mon propos initial qui concerne plus spécifiquement ces « valeurs du soin et de l'accompagnement » dont je me suis efforcé de faire apparaître certaines des significations et, tout autant, les tensions et les paradoxes qu'elles révèlent. Il nous faudrait témoigner plus de considération pour ces luttes anonymes, sourdes car sans le moindre écho, engagées aux confins de nos préoccupations immédiates, de nos urgences de circonstance, pour contrer la maladie et préserver nos valeurs des plus fortes menaces. Elles ont une portée à la fois morale et politique. Ce don de soi pour servir, avec et en soignant l'autre, une idée de la démocratie, incarne une position d'engagement, de responsabilité et parfois de résistance plus indispensable que jamais en ces temps d'incertitude et de choix démocratiques graves et déterminants.

C'est pourquoi nous avons lancé avec des professionnels, des membres d'associations et tous ceux qui souhaitent nous rejoindre dans cette construction, l'initiative « Valeurs de la République, du soin et de l'accompagnement »[23]. Au moment où s'achève cet écrit qui entend contribuer à la démarche que nous proposons, l'engagement est devenu effectif dans la perspective du message que j'avais diffusé au sein de nos réseaux le 6 février 2015[4]. C'est sur la base de cette analyse, encore provisoire, qu'il nous faut désormais penser et agir, assumer ensemble cette dignité en actes bien humble et modeste, mais qui doit contribuer à ce besoin, pour ne pas dire à cette urgence de démocratie. S'expriment aujourd'hui, avec des mots de douleur, de détresse et de révolte, ces marques de compassion et de solidarité à l'égard des victimes et de leurs proches. À leur mémoire. Il nous faut toutefois comprendre cette urgence comme un appel au dépassement de soi, à la rencontre de l'autre, à la refondation de notre pacte républicain.

---

2. Les premiers forums ont débuté en février 2016 dans le cadre de la Mairie du 4ème arrondissement de Paris. Ils sont progressivement repris en région et aboutiront à un événement national en 2017 : http://www.espace-ethique.org/d/2890/2892

3. *Cf.* Annexe 2.

4. *Cf.* Introduction.

ANNEXES

1. FACE À L'IGNOMINIE :
UN DEVOIR DE MOBILISATION ÉTHIQUE

Emmanuel Hirsch
Texte publié dans le *Huffington Post*,
16 novembre 2015.

L'Espace de réflexion éthique d'Île-de-France est situé à proximité d'un des lieux parisiens qui ont été frappés par les terroristes le vendredi 13 novembre 2015. Les personnes assassinées à quelques pas de chez nous sont nos proches, comme le sont les autres victimes qui luttent dans nos hôpitaux pour survivre à leurs blessures. Nous portons aujourd'hui un deuil d'autant plus douloureux et insupportable qu'il est marqué par cette violence fanatique qui s'emploie à anéantir l'essentiel, nos valeurs d'humanité.

Avec une profonde émotion, l'équipe de l'Espace de réflexion éthique d'Île-de-France, avec tant d'autres professionnels et associatifs du sanitaire et du médico-social qui partagent ses engagements, souhaite témoigner sa sollicitude et son soutien moral aux personnes si cruellement affectées.

S'il ne nous appartient pas d'intervenir là où d'autres légitimités politiques ont pour mission de mobiliser et de rassembler afin d'être unis dans un même combat, nous sommes néanmoins investis, comme tout citoyen, du devoir de penser et de renforcer ensemble les valeurs de notre démocratie, de les défendre face à l'ignominie.

Un Espace éthique voué aux valeurs du soin et de l'accompagnement n'est justifié dans ses fonctions que pour autant qu'il se fixe comme exigence de ne pas se désister lorsqu'il est, lui aussi, convoqué à assumer sa part de responsabilité dans ce contexte où ce que nous sommes est condamné par les idéologues du chaos.

Il ne s'agit pas de se satisfaire de formules incantatoires ou de ces résolutions solennelles qui détournent de l'engagement. Il ne s'agit pas d'envisager de manière utopique une initiative qui s'ajouterait à tant d'autres, afin de donner à croire que l'on prétend détenir une compétence qui nous serait propre. Il ne s'agit pas davantage de revendiquer une reconnaissance, ce qui paraîtrait bien dérisoire là où l'urgence en appelle à l'obligation de servir avec humilité le bien commun. Il ne s'agit pas, enfin, de s'enliser dans les méandres de débats qui s'avéreraient vains, alors que la concertation doit contribuer à une dynamique de l'action.

Depuis les attentats des 7 et 9 janvier 2015, nous avons lancé une réflexion « Valeurs de la République, du soin et de l'accompagnement ». Ce travail d'élaboration nous a permis de mieux comprendre comment contribuer, avec modestie mais résolution, à ce besoin de démocratie, à cette exigence de sollicitude et de fraternité qui s'exprime aujourd'hui au vif de notre société ainsi meurtrie.

Nous proposons à ceux qui souhaitent non seulement de s'associer à cette démarche, mais plus encore de la soutenir au plus près des réalités immédiates du terrain, d'enrichir par leurs suggestions concrètes l'initiative qui sera lancée publiquement dans quelques jours.

On l'aura compris, il nous faut assumer, dans notre domaine de compétence, une éthique impliquée, une éthique engagée, une éthique partagée au service des valeurs de la cité. Il serait important que chacun, à titre personnel ou au sein d'institutions, comprenne que demain, peut-être, il pourrait nous être contesté de ne pas avoir été dignes de nos responsabilités. Je considère qu'il est là, également, un devoir de mémoire à l'égard des victimes qu'aujourd'hui nous déplorons.

2. VIVRE ENSEMBLE
LES VALEURS DE LA RÉPUBLIQUE

EMMANUEL HIRSCH
Texte publié dans le *Huffington Post*,
9 décembre 2015.

Au cours d'une soirée publique organisée le 10 décembre 2015 à la mairie du 10e arrondissement de Paris[1], a été lancée officiellement l'initiative « Valeurs de la République, du soin et de l'accompagnement ».

Cette démarche de mobilisation est portée par l'Espace de réflexion éthique d'Île-de-France[2]. Elle sera relayée progressivement au plan national, notamment par d'autres Espaces éthiques ainsi que par les personnes et les instances qui souhaiteront en être partenaires.

L'engagement et la responsabilité assumés dans les multiples domaines de compétences que recouvrent les pratiques du soin et de l'accompagnement témoignent d'une attention portée aux droits de la personne. Cette

---

1. Dans le cadre de la Journée internationale des droits de l'homme et près d'un mois après les attentats du 13 novembre 2015.

2. Voir www.espace-ethique.org.

sollicitude s'avère d'autant plus exigeante en situation de vulnérabilité.

Les professionnels et les bénévoles associatifs intervenant dans les champs du sanitaire et du médico-social incarnent des valeurs de sollicitude, de solidarité, de justice et d'inclusion au service de la personne et de la cité. Leur souci du bien commun renforce le lien social, ce qui permet de faire société.

Au-delà de ces quelques affirmations justifiant approfondissements et pondérations, ne convient-il pas d'interroger les valeurs constitutives du soin et de l'accompagnement en ce qu'elles représentent dans la vie démocratique ?

Au moment où la France tend à refonder ses valeurs et à renforcer les principes du vivre-ensemble, le soin à la personne, que défendent et assument les professionnels, les militants associatifs, mais tout autant les personnes malades et leurs proches, se doit d'être pensé, analysé, discuté et mieux reconnu.

La démarche que nous proposons vise à susciter (ou du moins à aviver) une dynamique de la réflexion partagée devenue indispensable à l'heure où les évolutions biomédicales, la médicalisation souvent par défaut de questions de société, les normes sociales et les modes de vie actuels pourraient nous inciter à nous désapproprier de la culture du soin et à déserter le champ des valeurs.

Que signifie soigner l'autre, lui consacrer une attention dans un contexte où l'individualisme, la solitude, la culture de l'instant présent semblent altérer les principes qui rassemblent et unissent autour d'engagements communs, voire une certaine idée de la fraternité ?

Il convient de rappeler que l'expression d'une considération « humanitaire » accordée à l'autre en situation de péril ou de précarité extrême est intervenue dans le champ des pratiques soignantes. Elle est même parvenue à imposer aux responsables politiques une conception inédite de l'ingérence en référence à des valeurs d'universalité.

Dès lors quelques questions nous paraissent à la fois recevables et justifier des approfondissements.

Si l'on se réfère aujourd'hui aux valeurs de la République, que signifie cette préoccupation, comment la comprendre et à quelles responsabilités nous engage-t-elle ?

Les valeurs du soin et de l'accompagnement si souvent invoquées ont-elles une réalité, une effectivité ? Quels en sont les fondements et leur expression tangible dans les pratiques ?

En quoi le soin constitue-t-il au cœur de la démocratie un « idéal » susceptible d'inspirer, voire de restaurer, une conscience de l'autre, une confiance en l'autre que semblerait exprimer la notion du *care* tellement sollicitée et pourtant rarement intégrée dans les faits à nos choix politiques ?

L'expérience du soin, voire son expertise, peuvent-elles produire un savoir, des repères, des lignes de conduite utiles au projet démocratique qu'il convient de repenser ensemble ?

Nous avons la conviction que l'espace du soin constitue un lieu emblématique de la vie démocratique, et que créer les conditions d'une concertation argumentée qui dépasse les seuls aspects de la maladie ou des contingences gestionnaires de la santé publique peut enrichir la société de questionnements qui font sens et s'imposent à elle aujourd'hui.

3. « VALEURS DE LA RÉPUBLIQUE, DU SOIN ET DE L'ACCOMPAGNEMENT » APPROCHE EXPLORATOIRE /3

Première mise en forme des réponses apportées au questionnaire adressé aux membres du « premier cercle » en janvier 2015 (extraits)[1]

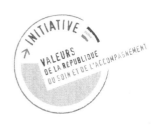

Plan

1. Justifications de l'initiative
    1.1. Les principes
    1.2. Au regard des lieux du soin et de l'accompagnement
    1.3. Au regard des pratiques

---

1. Ce questionnaire, dont les résultats ont été complétés par d'autres investigations, a permis d'orienter la démarche portant sur les valeurs de la République promues dans le contexte du soin et de l'accompagnement.

2. Cette initiative devrait se fixer comme objectif de…

3. Dans cette initiative il convient de tenir compte de…

4. Ce que serait une première liste indicative des valeurs constitutives du soin et de l'accompagnement

1. Justifications de l'initiative

1.1. Les principes

• Les circonstances actuelles qui éprouvent notre nation doivent inciter à une mobilisation portant sur les institutions, leurs positions et leurs fins dans le cadre d'une réflexion démocratique.

• Le fondement du pacte républicain pourrait relever d'une formule simple : l'engagement de la collectivité au service de chacun, l'engagement de chacun au service de la collectivité : le soin et l'accompagnement constituent l'une des expressions de cet engagement.

• Le bien commun doit pouvoir mobiliser au-delà des intérêts spécifiques.

• La devise républicaine « liberté, égalité, fraternité » complétée par le principe de « laïcité » prend à l'épreuve du soin une signification qui engage.

• Si les valeurs de la République sont au fondement des missions soignantes et d'accompagnement, elles s'expriment au cœur de nos institutions et dans la cité par les métiers qui y sont exercés.

• Les valeurs de la République ne sont pas séparables. Au nom de la liberté parfois interprétée comme justifiant la « responsabilisation des usagers », la tendance est pourtant d'oublier que chacun doit être reconnu, lorsqu'il est en situation de fragilité, dans la possibilité de recevoir un accueil fraternel et des soins adaptés. La fraternité est donc une valeur importante dans le « prendre soin », notamment dans l'accès aux soins et le respect des valeurs de chacun qui doivent être honorées.

• La liberté dans le respect de l'autre est une valeur de la République sans laquelle les valeurs de l'hospitalité sont vides de sens et d'effectivité.

1.2. Au regard des lieux du soin et de l'accompagnement

« Les valeurs de la République devraient transparaître au cœur du soin et de l'accompagnement et attester de leur effectivité. Or il n'en est rien, bien au contraire. La discrimination caractérise aujourd'hui les soins et l'accompagnement. Ne pas défendre les valeurs qui les inspirent, c'est annihiler l'esprit républicain.

Les discriminations à l'égard des personnes à l'admission dans les établissements sanitaires et médico-sociaux mettent en cause nos principes. »

• L'hôpital et les institutions du médico-social doivent constituer un des lieux emblématiques où puisse s'exprimer pleinement une forme de laïcité ouverte au pluralisme culturel et spirituel des personnes malades.

• La responsabilité des systèmes hospitalier et médico-social est de faire valoir et défendre leurs valeurs constitutives, notamment en matière de tolérance et de vivre ensemble.

• Il convient de recentrer le débat autour d'enjeux qui rassemblent, comme ce bien commun qu'est la santé. Il s'agit également de réaffirmer le principe de laïcité dans le domaine de la santé pour lutter contre certaines dérives possibles.

• La notion de justice dans l'égal accès de tous à un soin et à un accompagnement adaptés s'impose comme un repérage qui semble faire consensus.

• Les institutions sanitaires et médico-sociales sont parmi les premières à témoigner de la fragilité et de la vulnérabilité des individus dans notre société. Le délitement des valeurs de la République risquerait d'entraîner un amoindrissement des services sanitaires et médico-sociaux de notre pays et ainsi la perte des droits fondamentaux de chacun parmi lesquels figure celui d'accès aux soins.

• Il convient d'interroger les nouvelles modalités d'accès aux savoirs, la redistribution des légitimités qui transforment la relation de soin.

• Être attentif au fait que, du point de vue des évolutions observées, le paroxysme de la sollicitude pour les personnes malades et porteuses de handicaps tient également à l'attention portée au fait de « sauvegarder leur autonomie et leur souhait de mourir de façon apaisée ».

• Il convient de réfléchir à l'accent mis actuellement, à juste titre, sur le respect de l'autonomie de la personne malade, dont certaines expressions pourraient tendre à effacer le souci de la vulnérabilité et la confiance des citoyens et des patients dans le système de soin. Les valeurs de solidarité, pourtant essentielles dans une conception politique du *care*, semblent moins prégnantes et demandent à être restaurées

• Aujourd'hui des valeurs et cultures s'opposent au sein même de ces lieux qui devraient être « terre d'asile » en tant que lieu de soins et d'accompagnement pour les plus vulnérables. Ces circonstances mettent à mal autant la communauté des personnes malades ou porteuses de handicap que celle des soignants et des accompagnants.

1.3. Au regard des pratiques

• Comment faire valoir les valeurs du vivre-ensemble dans le contexte d'un exercice professionnel de plus en plus procédural et routinier, apparemment davantage préoccupé de technicité, de performances et de finalités organisationnelles que d'enjeux d'ordre relationnel ?

• Les professionnels et les usagers du soin déplorent souvent le poids croissant d'une discrimination purement comptable (activités rentables *versus* déficitaires) dans le développement de l'offre de soins et de l'accompagnement. L'évaluation du soin et de l'accompagnement selon le seul critère d'efficience dans l'hôpital, les établissements et services médico-sociaux, ne permet plus que difficilement de placer des valeurs de soins et encore moins des valeurs d'humanité au cœur du soin et de l'accompagnement.

• Outre la perte de sens pour beaucoup de professionnels, cela entraîne de plus en plus de résignation et/ou de dépit par rapport aux attentes professionnelles.

• Les incivilités dans le soin sont révélatrices de carences et de souffrances sociales transposées dans l'espace du soin. L'intangibilité des lieux dévolus à l'hospitalité n'est plus respectée. Une analyse du phénomène et des réponses doivent être apportée.

• La sécurité des personnes accueillies à l'hôpital ne peut se résumer à la seule prise en compte des accidents médicaux, des infections nosocomiales ou au respect de protocoles.

• Les revendications dites « communautaristes » nécessitent un examen circonstancié et des réponses appropriées. La vulnérabilité dans la maladie peut exposer à des situations de dépendance idéologique, ce qui justifie une vigilance particulière. Les revendications liées à l'expression d'une culture ou d'une spiritualité dans l'hôpital, dans les établissements et services médico-sociaux doivent trouver des lieux d'expression pour que soient évités aussi bien les amalgames que les positions extrêmes. Une meilleure formation des soignants et des accompagnants aux questions interculturelles et de spiritualité s'impose.

• Comment développer de nouvelles compétences, un nouveau savoir-faire qui permettrait au monde soignant et accompagnant de préserver son estime de soi, sa place, et de rester le principal allié des personnes malades, en situation de handicap et des entourages qui demeurent toujours plus démunis face à la maladie, face à la souffrance et aux dépendances d'une façon générale ?

• Les champs du soin et de l'accompagnement doivent non seulement incarner les valeurs de la République mais les considérer au premier plan de préoccupation (comme d'autres institutions ayant chacune une fonction propre en cohérence au regard du bien commun). Mais ils constituent également un laboratoire social : la façon dont sont mobilisées ces valeurs y est en permanence questionnée par les mutations de la société. Si la façon de respecter et de penser les valeurs du soin et de les articuler avec celles de la République doit être réinventée en permanence, le fondement des valeurs, quant à lui, ne change pas : les principes doivent être sans cesse rappelés et approfondis dans le cadre de concertations pluralistes.

2. Cette initiative devrait se fixer comme objectif de...

1/2. Exprimer, définir, clarifier et réaffirmer les valeurs de la République du point de vue leur rapport avec la philosophie du soin.

Les décliner dans les institutions, au plus près des pratiques professionnelles car elles sous-tendent leurs organisations.

2/2. Affirmer, réaffirmer au travers des politiques, que le système sanitaire et celui du médico-social constituent un bien commun, accessible à tous, protégé pour tous et par tous. Quatre principes s'imposent : universalité, équité, loyauté, impartialité.

3/2. Redéfinir les caractéristiques fondamentales de la démarche du soin et de l'accompagnement en institution et au domicile.

4/2. Repenser les conditions favorables aux liens de solidarité et de confiance au cœur des pratiques.

5/2. Situer la prise en soin *(care)* de la vulnérabilité au centre des valeurs d'accompagnement et de soin.

6/2. Prendre en compte et analyser les valeurs du service public de santé et de l'action médico-sociale à l'épreuve de leur implémentation effective dans l'exercice du soin et de l'accompagnement.

Évaluer leur pertinence, leur adéquation avec les demandes et attentes actuelles.

Envisager les modalités d'une concertation pluraliste favorable aux évolutions qui s'avéreraient justifiées.

7/2. Permettre de comprendre et de reconnaître l'intérêt d'agir dans la perspective d'un plus juste partage des valeurs.

8/2. Montrer en quoi les valeurs du soin renvoient à ce qui nous est commun : elles peuvent constituer un modèle d'unité et de rassemblement.

9/2. Valoriser les démarches fidèles de manière inconditionnelle aux valeurs du soin et de l'accompagnement : celles qui sont assumées sur le terrain y compris aux marges des institutions.

10/2. Les pratiques du soin et de l'accompagnement doivent permettre, de manière emblématique, l'expression d'une laïcité attentive au pluralisme culturel et spirituel des malades.

11/2. Créer une dynamique de réflexion autour des situations de soins et d'accompagnement.

Développer une culture du questionnement, une culture et une pédagogie de la « responsabilité réciproque ».

12/2. Mobiliser les ressources du médico-social pour lutter contre les préjugés et les idées reçues à partir d'expériences de terrain.

13/2. S'attacher à caractériser, à analyser et à contester les logiques de discrimination notamment induites par une gestion excessivement administrative des parcours de soins.

14/2. Sanctuariser les principes considérés intangibles.

3. Dans cette initiative il convient de tenir compte de...

1/3. La relative pauvreté ou fragilité des représentations actuelles de notre système de valeurs : il peut apparaître peu moderne, idéologique ou alors sans effectivité, peu attentif aux enjeux interculturels dans un contexte parfois considéré comme anomique.

2/3. La difficile articulation entre d'une part valeurs sociales, d'autre part convictions, préférences et intérêts individuels, et enfin références et normes promues dans le cadre d'une communication mondialisée indifférente aux traditions aux cultures, aux singularités.

3/3. Du fait qu'il convient d'appréhender aujourd'hui l'écart entre les valeurs affichées du soin et de l'accompagnement, et leurs réalités, leurs perceptions, leurs effectivités et ainsi la distance constatée dans les pratiques au regard des valeurs de la République. À l'épreuve des faits, il convient d'intégrer ce décalage, voire cette distorsion, afin d'y apporter des mesures de nature à réhabiliter un nécessaire socle commun.

4/3. D'une interrogation forte : dans la vie des institutions comment rendre apparentes et effectives les valeurs constitutives de ce qui fonde leur action, quand la précaution, la performance, l'efficience, la technicité, la gestion et la maîtrise des procédures semblent primer sur toute autre considération ?

Selon quels principes et par quelles médiations concilier des valeurs et des objectifs qui pourraient ne pas apparaître inconciliables ?

5/3. Ce que la pluralité des points de vue et des discours peut s'avérer favorable à l'expression d'objectifs assumés et partagés par souci de l'intérêt supérieur de la personne malade ou vulnérable et de la légitimité d'instances qui trouvent dans cette démarche une validation du sens même de leurs missions.

6/3. Ce que les relations et cohérences entres les différentes formes de savoirs et d'expertises doivent être rendues possibles dans un contexte qui favorise les divergences et les ruptures. La communication, la concertation et la médiation exercent là une fonction majeure.

4. Ce que serait une première liste indicative des valeurs constitutives du soin et de l'accompagnement

• Altruisme, attention, autonomie, bienveillance, bon sens, citoyenneté, cohésion, communication, compassion, compétence, concertation, confiance, confidentialité, considération, différences, dévouement, discernement, disponibilité, doute, échange, écoute, égalité, empathie, engagement, entraide, équité, exemplarité, exigence, expérience, expertise, franchise, fraternité, honnêteté, hospitalité, humanité, intégrité, justice, laïcité, liberté, loyauté, modestie, neutralité, non-discrimination, parité, partage, patience, persévérance, pluralisme, pondération, précaution, présence, protection, prudence, pudeur, reconnaissance, relation, respect, responsabilité, secret, sécurité, sensibilité, servir, solidarité, sollicitude, soutien, tolérance, transparence, vigilance, vulnérabilité, vérité, vigilance, vivre-ensemble.

TABLE DES MATIÈRES

ANNEXES

Médecine & Sciences Humaines
Médecine, santé et sciences humaines. Manuel.
Collège des enseignants
de sciences humaines et sociales
en médecine et santé

Philippe Amiel
Des cobayes et des hommes.
Expérimentation sur l'être humain et justice.

Bernard Andrieu
Toucher. Se soigner par le corps.

Bernard Baertschi
L'éthique à l'écoute des neurosciences.

Tom Beauchamp & James Childress
Les principes de l'éthique biomédicale.

Christian Bonah
Histoire de l'expérimentation humaine en France.
Discours et pratiques 1900-1940.

Sophie Chauveau
L'affaire du sang contaminé (1983-2003).

Claire Crignon-De Oliveira & Marie Gaille-Nikodimov
À qui appartient le corps humain ?
Médecine, politique et droit.

Marc-Olivier Déplaude
La Hantise du nombre

Frédéric Dubas
La médecine et la question du sujet.
Enjeux éthiques et économiques.

Frédéric Dubas, Catherine Thomas-Antérion
Le Sujet, son symptôme, son histoire.

Ludwik Fleck
Genèse et développement d'un fait scientifique.

Hugo Tristram Engelhardt
Les Fondements de la bioéthique

Jean-Claude Fondras
La Douleur. Expérience et médicalisation.

Hanan Frenk & Reuven Dar
Dépendance à la nicotine. Critique d'une théorie.

Marie Gaille
La valeur de la vie.

François Xavier Guchet
La Médecine personnalisée

Françoise Héritier
Sida, un défi anthropologique

Emmanuel Hirsch
Le Soin, une valeur de la République

Nicolas Kopp, Catherine Thomas-Antérion,
Marie-Pierre Réthy, Jean-Philippe Pierron
Alzheimer et autonomie.

Estelle Lardreau
La Migraine, biographie d'une maladie

Anne Lécu
La Prison, un lieu de soin ?

Jean-Christophe Mino & Emmanuel Fournier
Les mots des derniers soins.
La démarche palliative
dans la médecine contemporaine.

Gérard Reach
Une théorie du soin. Souci et amour face à la maladie.

Isabelle Richard,
Jean-Paul Saint-André & Abraham Flexner
Comment nos médecins sont-ils formés ?

Nicolas Tanti-Hardouin
La Liberté au risque de la santé publique.

Jean-Jacques Wunenburger
Imaginaires et rationalité des médecines alternatives.

Ce volume,
le vingt-neuvième
de la collection « Médecine & Sciences humaines »
publié aux Éditions Les Belles Lettres,
a été achevé d'imprimer
en avril 2016
sur les presses
de La Manufacture imprimeur 52205 Langres Cedex

Composition : Nord Compo

N° d'éditeur : 8284
N° d'imprimeur : 160372
Dépôt légal : mai 2016
Imprimé en France